美容と健康

イオンが凄《すご》い！
―若返る―

シミが消え、
肌がツルツル

歯学博士
岸本雅吉

現代書林

はじめに　シミ・シワ・たるみが消えて若返るために

数年前、私の肌にはシミや肝斑がたくさんありました。しかし、いまの私の顔からはシミや肝斑、くすみも消え、肌も白くツヤツヤしています。

これにはひとつのキッカケがありました。

それは冷えとの戦いで見つけた「イオン導入」です。この療法によって冷えや体調不良を治しているうちに、肌がだんだんと白く、ツヤツヤしてキレイになったのです。白髪もいつの間にか黒い髪の毛が少しずつ増え始め、「若返った」と言われることが多くなりました。

シミ、シワ、たるみ、肝斑、肌のくすみ……。

あなたは、こんな症状で悩んでいないでしょうか？

「お化粧で目立たなくしているけど、若い頃の肌のハリや潤いはもうムリ」

おそらく、こう思っている方も多いのではないでしょうか。

医師に相談して、このように言われた経験もあるでしょう。

「これは自然の摂理だよね」「紫外線に気をつけて」「洗顔を念入りにね」

「加齢の問題もありますし、ストレスにも注意してください」

そして、「お肌がぷるぷる」といった美容液を使ったり食品を意識して食べても、長期的な効果が実感できた方がどれだけいるのでしょうか。かといって、肌にメスを入れる医療をためらう方もいるでしょう。

歯科医師である私自身は、歯と歯ぐき、歯並びはもちろんのこと、健康には人一倍の注意を払っています。口腔内には何のトラブルもないのに、私も、強烈な冷えや体調不良に悩んだ時期がありました。

全身の健康のために、歯科治療はある——。

歯科治療に美容的な大きなメリットはありますが、本来の目的は〝全身の健康の維持と増進〟にあります。歯科医師として、私は、そう確信しています。

その私が心身の不調に見舞われ、健康に黄信号がともったのです。肝心の歯科治療にも支障をきたし、〝引退〟の2文字すら考える状況になってしまったのです——。

いまの私は、元気に歯科医師を続けています。以前にも増して健康になり、毎日を元気はつらつと過ごしています。そのうえ肌の衰えが消えてなくなったのです。

詳しくは本文でお話ししますが、イオン導入との出会いが私を劇的に変えました。私の不快な症状をキレイさっぱり消してくれたのです。

そして、歯科治療の一環として、患者さんにもイオン導入をおこないました。歯肉炎や歯周病も改善されてピンク色の歯ぐきになり、さらに患者さんの肌トラブルや不定愁訴が少しずつ改善されていったのです。

このほか頭痛、肩こり、不眠、慢性便秘、認知症、うつ的症状など、歯を診ているうちに、さまざまな病気も改善されていったのです。

歯科医師が歯科治療に活用したのですから、こうした効果を私は〝福作用〟と呼んでおります。

イオン導入で、肌トラブルや不快な症状、そして不安な病気ともサヨナラしていただきたい――。

この思いから、ペンをとりました。1人でも多くの方がイオン導入をすることで、日々若々しく元気を手に入れることになるでしょう。

歯学博士　岸本雅吉

※生命には、まれな例外はつきものです。本書ではわかりやすさを優先するために、ごく少数の例外があることを含めてお話しさせていただきます。

美容と健康　イオンが凄い！　若返る　目次

はじめに……シミ・シワ・たるみが消えて若返るために　3

プロローグ

マイナス電子療法と出会い、マイナス電子発生器をよみがえらせる

疲労感、冷え、不眠……。体調不良から歯科医師の引退すら考えた　14
出会ったマイナス電子療法は、東洋医学の考え方にもかなっていた　16
マイナス電子療法で健康を回復し、スタッフのトラブルも解消された　18
患者さんの声に背中を押され、小型で高性能な新しいマイナス電子発生器を開発する　20

第1章

マイナスイオンとは何？マイナス電子療法とは何？

電気を帯びた微粒子……。これがイオンの正体　24
マイナスイオンは、電子の数が陽子より多いイオン　25

マイナスイオンは「健康イオン」、プラスイオンは「病気イオン」　27
私たちの生活には、プラスイオンがあふれている　29
マイナスイオンには2種類ある　32
マイナス電子療法は、高田蒔博士によって開発された　34
健康、美容、若返り……。高田博士は多彩な効果を報告している　36

第2章

体内で発生するマイナスイオンには、6つの大きな作用がある

過剰に発生する有害な活性酸素を無害化する　40
●――活性酸素とは、電子が少ないプラスイオン　40
●――過剰な活性酸素を無害化するマイナス電子療法の報告　43
自律神経を調整し、交感神経と副交感神経のバランスを整える　47
●――自律神経の交感神経と副交換神経は、シーソーのように働く　47
●――ストレスや電磁波、ホルモンの乱れは自律神経のバランスを崩す　49
●――自律神経のバランスを整えるマイナス電子療法の報告　50
コラム　ミトコンドリアは人体の発電所　53

身体のさまざまな働きを支え、健康を守る酵素を活性化する 56
——私たちの身体のなかには、2万種以上の酵素がある 56
——マイナス電子療法が酵素を活性化する報告 57
血液を理想の弱アルカリ性にし、身体のpHを整える 60
——血液が弱アルカリ性になると、酵素が活性化する 60
——エネルギー（ATP）をつくるATPアーゼも活性化する 63
健康と生命を守る免疫力を調整する 66
——私たちの免疫力は、危うい状況に置かれている 66
——マイナス電子療法が免疫力を調整する報告 68
イオン効果とカチオン効果で、体内の老廃物や毒素を排出する 70
マイナス電子療法は、私たちの身体をすみずみまで健康にする 72

第3章

歯と歯ぐき対策で、マイナス電子療法を導入する

矯正を成功させるには、年齢にかかわらず歯と歯ぐきの健康がポイント 76
口のなかの細菌を減らし、歯周炎を沈静化させる 78

過剰な活性酸素を消し、歯ぐきの細胞の炎症を抑える　82
骨の新陳代謝を活性化し、アゴの骨（歯槽骨）の骨質を強化する　84
矯正で重要な歯の移動や固定が良好になる　86
歯ぐきの色素沈着（シミ）を消し、血行も良くして歯ぐきをピンク色にする　90
矯正治療中の歯の痛み（圧痛）をやわらげる　92
フッ素と同じような効果で、歯質を強化する　94

第4章
マイナス電子療法は、肌トラブル・冷え性・便秘・頭痛・肩こり（慢性痛）・うつ・不眠症を改善する

気になる肌トラブルが改善され、肌が若返る　100
●――シワやシミ、たるみができるのは、活性酸素の光老化が原因　100
●――抗酸化作用、老廃物の排出作用、コラーゲンの合成促進作用などで肌が若返る　103
我慢できない冷え性が改善される　106
●――筋肉不足も原因だが、最大の原因は血流の悪さ　106
●――自律神経への作用、強心作用＆末梢血管の血流改善で冷え性は治る　107
しつこい慢性便秘が解消される　109

●―便秘ってどんなものか知っていますか？　109
●―大腸の自律神経の安定から腸のぜん動運動が活発になり、便秘が治る　112

辛い慢性頭痛が改善される　114
●―マイナス電子療法で改善される頭痛・改善されない頭痛　114
●―自律神経のアンバランス調整、血流の改善で慢性頭痛が消える　116

頑固な肩こりが改善される　118
●―慢性的な肩こりの多くは、筋肉疲労が原因　118
●―筋肉の緊張を取る、血流の改善、ストレス解消などで肩こりは解消される　120

夜、眠れない……。その不眠症が改善され、うつの予防にも　121
●―自律神経のオン・オフがうまくいかないと、不眠症やうつになる　121
●―自律神経のアンバランスが改善され、不眠症は解消される　122

関節痛などの身体の痛み（慢性痛）が改善される　124
●―関節痛や関節リウマチの痛みは、免疫力による炎症がかかわっている　124
●―鎮痛作用と免疫力の調整で、関節痛が解消される　125

認知症の改善にも期待が持てる　127
●―認知症には４つのタイプがある　127
●―脳細胞の活性化や血行改善などで、脳血管性認知症に効果が報告されている　128

第5章

肌トラブル・便秘・頭痛・不眠症などで証明された、マイナス電子療法の効果

大学医学部や病院で証明されたマイナス電子療法の効果 132
皮膚(肌)に関する症例 134
便秘などに関する症例 135
頭痛・頭重などに関する症例 136
不眠・不眠症に関する症例 138
ぜんそくに関する症例 141
神経痛・関節痛などに関する症例 143

免疫力に関する症例 148

認知症に関する症例 149

エピローグ

「量子波動器」で周波数の乱れを計測、感情と食生活に目を向けて改善のスピードを上げる

「量子波動器」は、ロシアが宇宙飛行士の健康管理のために開発した 154

感情や臓器・器官の測定結果が、自動的に表示される 156

共鳴・非共鳴により、選ぶべき食べ物がわかる 159

周波数を測定するが、東洋医学的な側面もある 162

おわりに……マイナス電子療法で、素晴らしい出会いと人生が始まる 165

プロローグ

マイナス電子療法と出会い、
マイナス電子発生器をよみがえらせる

疲労感、冷え、不眠……。体調不良から歯科医師の引退すら考えた

このままでは歯科医師を続けていけなくなる……。

「はじめに」でも少し触れましたが、私は歯科医師からの引退を真剣に考えた時期がありました。原因は、体調の不良でした。

症状はまず、フラフラ感でした。このままではいつか倒れる……。具合の悪さから、そんな思いに駆られもしました。

東洋医学にも目を向けました。大学を卒業した当時から、私は東洋医学に関心がありました。

矯正歯科に限らず、歯科は西洋医学の領域です。ただ私は手術や薬はあまり好きではなく、「東洋医学に救いの途があるかもしれない」と考えたのです。そこで、歯科クリニックで治療に当たるかたわら、思い切って鍼灸専門学校に通うことにしました。

東洋医学の領域には鍼、灸、あん摩マッサージ指圧などがあります。人間が本来持っている自然治癒力（自分で自分の身体を健康に戻そうとする力）を最大限に活性化

させる医学（治療法）で、「未病治（病気になる前の段階で養生する）」を基本理念としています。

鍼灸専門学校では、鍼灸治療以外に、解剖学や生理学などの西洋医学も学びます。国家試験では、そうしたジャンルからの問題も出題されるからです。

私にとっては、復習のようなところもあります。ただそうした学校なら、新しい視点からの解剖学や生理学を学べる可能性もありました。

専門学校は3年制で、2年生の秋頃から、さらに体調が悪くなりました。

銀座のクリニック以外に、愛知県刈谷市にも、私が関係する歯科クリニックがあります。新幹線で東京から刈谷市に向かっているときに車内で気絶して倒れ、そのはずみに前歯を折ってしまったこともあります。

いつか倒れるかもしれない……。その不安が現実になってしまった瞬間でした。3年生の春には、完全に体調がおかしくなりました。

夜中に頻繁にトイレに起きる、疲労感が抜けない、根気が続かない、身体が冷たい、朝起きるとブルブルと震える、温めないと心臓が止まるような思いがする、視力も落ちてきた……。

ここまで体調が悪くなると、いわゆる代替療法もおこないました。水素サプリメン

ト、光線治療、良導絡、温熱療法、鍼灸……。
いろいろ試してみると最初は具合が良くなりますが、長続きしません。

毎日がこの繰り返しで、これまで経験したことのない疲労しきった状態になってしまったのです。

歯科医師からの引退……。このとき、私の脳裏にはこの考えがふくらんでいきました。

出会ったマイナス電子療法は、東洋医学の考え方にもかなっていた

現在、私は元気に歯科医師を続けています。専門学校を無事に卒業し、鍼灸の国家資格も取得しました。

私のこの劇的な回復には、2つの要素がありました。

ひとつが、本書でお話しする**「マイナスイオン療法」**です。もうひとつが、「量子波動器」（メタトロン）です。

体調の悪さを改善するため、いろいろな研究会や発表会にも参加していました。

そうした会に参加したあと、私はいつも挫折感を味わっていました。現状を何とかしたいという願望に対し、与えられる希望があまりにも小さかったのです。私が納得するだけのエビデンス（科学的な証明）も、ほとんどありませんでした。

2015年の春、そんな私に大きな転機が訪れました。

その転機とは、御茶ノ水の順天堂大学で開催された「還元電位治療」の講習会に出席したことです。難しそうな名前ですが、これが「マイナス電子療法」です。

ところで、マイナス電子療法と聞いて、あなたはどう思われるでしょうか？

「マイナスイオン発生器を使って空気中にマイナスイオンを発生させ、それを身体に取り入れる方法なの？」

こう思われる方が多いと想像されます。

これもマイナスイオンを使う一種の療法になりますが、この方法は本書のテーマであるマイナスイオン療法ではありません。

電子発生器を用いてマイナス電子を身体のなかに取り入れ、発生するマイナスイオンを全身にいき渡らせる療法――。

これが、本書でお話しするマイナス電子療法なのです。この療法をおこなうと、さまざまな効果から全身の細胞が活性化されます。

東洋医学には「気・血・水」という考え方がある。この療法は気・血・水のバランスを整え、身体を本来の健康体に戻してくれる——。

その会の発表は、西洋医学の見地からの発表・報告でした。そうした報告・発表も魅力的なものでしたが、東洋医学を学んだ私にはピンときたのです。

マイナス電子療法で健康を回復し、スタッフのトラブルも解消された

すぐにマイナス電子発生器を購入し、使ってみました。

マイナス電子発生器を開発したのは戦前、東邦大学医学部生化学教授だった高田蒔《たかたまき》博士です。療法の原理も博士が考案しています。ただし、博士の開発したオリジナルタイプは残念ながら昭和58年に製造中止になっており、私が入手したのは、類似品でありその後継機といわれるものでした。

時間は1日1～2時間で、時間的な余裕があれば2時間にしました。実行すると徐々に身体がポカポカと温かくなり、体温の上昇を少し実感しました。体温を測ってみると、0.5℃ほど上昇していました。

3ヵ月も続けると、夜中のトイレで頻繁に起きることも少なくなりました。身体も非常に楽になり、疲労感もなくなりました。視力もやや回復し、良く見えるようになりました。心なしか、頭の回転も良くなったような気がしました。

「元気になりますが、無理しないでください。3ヵ月に1ヵ月ほどは休んでください」

高田理論には、こんな記述がありました。自分の実際の変化を考えたとき、この説明の意味がよく理解できたものです。

私の変化に驚いたスタッフも、マイナス電子発生器に興味を示しました。スタッフにも気になる問題があり、すぐにマイナス電子療法を開始します。

アトピー性皮膚炎が消えた、食べ物のアレルギーが消えた、不眠症が良くなった、頭痛や肩こりがなくなった、慢性の便秘が良くなった、冷え性が消えた……。

スタッフたちのこうした問題もなくなり、どんどん健康になっていったのです。

内科や外科、整形外科などの医師であれば、症状改善のためにこの発生器の活用を考えるでしょう。私は歯科医師ですから、矯正治療での活用をまず考えました。

「歯と歯ぐきの健康の維持・増進に、この療法を活用できないか。活用できれば、矯正をスムーズに進めることができる。さらに定期検診時の歯周病（歯槽膿漏）対策にもなる」……こう考えたわけです。

歯と歯ぐきに関していろいろな狙いがありましたが、使ってみると実際に効果がありました。そのことは、第3章でお話ししたいと思います。

患者さんの声に背中を押され、小型で高性能な新しいマイナス電子発生器を開発する

「先生、これ自宅でも使いたい」

歯科クリニックで使っていると、こんな患者さんが増えてきました。

「自宅でも使ってもらえれば、歯科治療がそれだけはかどるだろう」

こう考えた私は、すぐに十数台購入し、自宅で患者さんやスタッフに使ってもらいました。

すると、患者さんから、次のような報告が相次いだのです。

歯の痛みが減った、頭痛が消えた、肩こりが治った、不眠症が治った、冷え性が治った、頑固な便秘が解消した、肌のシワが取れた、シミが消えた、風邪を引きにくくなった……。

これらの効果はすでに報告されていましたから、別に驚くことではありません。

「それは、この療法の〝福作用〟です。この療法を続けると、歯と歯ぐきに良いだけでなく、〝福作用〟がありますよ。それは思い出のお肌のシミも消えてしまいます。ごめんね」

以後、患者さんにこうお話しするようになりました。

「先生、この装置は良いけど、大きくて重い。いろいろな場所で使いたいのに、不便です。小型で、もっと使い勝手が良くて、おしゃれな装置はないんですか？　さらに効果があるときとないときがあります」

たしかに分解して検査調整してみると、高田理論の初期機の構造とは原理が異なり、不完全な装置であることがわかりました。

その〝福作用〟を体感した多くの患者さんから、こんな要望が増えてきました。

そこで患者さんの声に背中を押され、一歩踏み出すことを決心しました。小型軽量で、使い勝手の良い高性能な新しいマイナス電子発生器の開発を決心したのです。

発生器には、マイナス電子療法と装置の考案者である高田博士の原理を踏襲しました。完成までに3年ほどかかりましたが、日本大学の理工学研究者の協力を得て、現代的なマイナス電子発生器の開発に成功しました。

従来の装置は真空管でしたが、いまやデジタル時代です。真空管の代わりにＩＣとマイコンを使い軽量小型化に成功し、安心安全なものになりました。

使い勝手を良くすることと、より多くのマイナスイオンを体内に発生させるための新工夫も施しました。

マイナス電子療法は一時期、大学病院や医療機関で活用されていた歴史があります。しかし、高田先生が作られた初期のタカタスタットが製造中止になり、後継機といわれるものが十分な力を出さないこともあって時代とともに活用されるシーンが減り、その後、装置も改良が全くおこなわれていませんでした。

マイナス電子発生器が、新しい装いで現代によみがえった——。

いささか口幅ったい表現になりますが、こういうこともできます。

第1章

マイナスイオンとは何？
マイナス電子療法とは何？

電気を帯びた微粒子……。これがイオンの正体

時計の針を少し戻します。

新しいマイナス電子発生器の開発を志す前、私はマイナスイオン療法について勉強を開始しました。この療法の効果の秘密を知りたかったからです。

先にもお話ししたように、私は、歯科の患者さんにこの療法の活用を考えました。

「先生、マイナスイオンという言葉は知っているけど、マイナス電子療法ってどんなものなの？　なぜ、効果があるの？」

そのとき患者さんからこう聞かれて、「やってみればわかりますよ」ではお粗末です。あなたが患者さんの立場であれば、そんな説明では納得できないでしょう。

世の中には、〝3た療法〟と呼ばれる療法が多くあります。

やった、治った、良かった……。

これが〝3た療法〟で、私はこの〝3た〟療法が好きではありません。

やってみなければわからない……。このことは理解できますが、歯科医師も科学者です。療法である以上、そこにエビデンス（科学的な証明）が必要だと考えるからで

す。性格的にも、〝3た療法〟には興味がありません。

最初に勉強したのは、**「イオン」**です。マイナスイオン療法という以上、基本であるイオンを理解する必要があると考えたからにほかなりません。

イオンと聞くと、難しいように思われるかもしれません。本当のところは、そう難しいものではありません。

電気を帯びた微粒子——。

これが、いちばん簡単なイオンの説明です。もう少し正確にいうと、「電荷（電気）を持つ原子、または原子の集まり（分子）」です。

マイナスイオンは、電子の数が陽子より多いイオン

では、マイナスイオンとはどんなものなのでしょうか?

この世界のありとあらゆる物質は、原子からできています。昔、理科でこのことは勉強したと思います。

たとえば大気は、酸素や二酸化炭素（炭酸ガス）、窒素といった原子や分子から構成

されています。これら以外にも、さまざまな原子や分子が浮遊しています。

最近の物理学ではもっと細かく、素粒子とかクォークまで解明されています。この本は物理学の本ではありませんので、ここらあたりの話は簡単にします。

原子は、中心にある原子核とその内部にある陽子、原子核の周りを飛び回っている電子によって構成されています。

そうした原子（分子）で、電子の数が陽子より多いものがマイナスイオン。逆に、電子の数が陽子より少ないものがプラスイオンです。陽子は電気的にプラス、電子はマイナスの性質があるからです。

気・血・水と並ぶ東洋医学の柱に、「陰陽五行説」があります。

この世のすべての物質は陰と陽から成り立っている。そして、そのバランスの取れた状態が「調和」――。

ここで陰陽五行説に詳しく触れることはできませんが、そのコアはこうなります。

私たちの身体も、突き詰めれば原子の集まりです。原子が集まって分子ができ、分子の集まりから身体のあらゆるものができ上がっています。

陰陽五行説を念頭に置くとき、ここでお話ししている電子と陽子の数が対応した身体状態こそ、陰陽五行説のいう調和した状態（健康）と考えることもできます。

古代中国の人たちは、ひょっとしたらイオンの存在を知っていたのか……。

その符合に驚くとともに、古代中国の人の鋭い洞察力、自然観察力に驚きを禁じえません。

マイナスイオンは「健康イオン」、プラスイオンは「病気イオン」

「物理学的な話より、健康の話が聞きたい」

おそらく、ほとんどの方がこう思っておられるでしょう。物理学的な話はこれくらいにして、イオンが健康に与える作用について説明することにします。

いまお話ししたように、イオンにはプラスイオンとマイナスイオンがあります。プラスとかマイナスというと、普通は「正・負」とか「陽・陰」と書きます。どちらかというと、プラスは善、マイナスは悪という印象があります。イオンの場合、意味がまったく逆になります。

まず、マイナスイオンは「健康イオン」とか「爽快イオン」と呼ばれます。

なぜ、マイナスイオンがそう呼ばれるのでしょうか？

観光などで旅行したとき、大きな滝のそばに行かれた経験があると思います。そのとき、爽快な気分になったのではないでしょうか?

大量の水が落下する滝つぼ周辺では、落下する水が岩などに激しくぶつかります。そのとき水が細かい霧となって飛び散り、周辺の空気にはマイナスイオンが増えています。滝つぼ付近の爽快さは、そのマイナスイオンが感じさせるのです。発見者のフィリップ・レナード博士にちなみ、この現象を「レナード効果」と呼びます。

また、真夏の夕方など、雷が突然鳴り響いたあとに夕立が通りすぎます。台風や低気圧は、激しい土砂降りをもたらします。

夕立や土砂降りがやんだあと、どんな気分でしょうか?

やはり、気分がスカッと爽快になります。これも、空気中にマイナスイオンが増えたためなのです。

一方、プラスイオンは「疲労イオン」とか「病気イオン」と呼ばれます。プラスイオンがこう呼ばれる理由は、その性質に由来します。

プラスイオンは、電子が不足しています。その不足を補って安定しようとするため、体内のマイナスイオンを消費します。身体はマイナスイオン不足となり、体内の原子や分子のイオンバランスが崩れやすくなってしまうのです。

その状態は、まさに健康の危機です。そのことが誘因となってさまざまな不快な症状を招いたり、病気の引き金が引かれたりしてしまいます。そのため、プラスイオンはこうした悪名を頂戴しているのです。

マイナスイオンが不足してイオンバランスが崩れた状態は、東洋医学から見ると、陰陽のバランスが崩れた状態です。別の表現をすれば調和が崩れた状態で、その状態が取りも直さず病気になるわけです。

私たちの生活には、プラスイオンがあふれている

ここで私たちの生活に目を転じると、プラスイオンがあふれています。石油などの化石燃料は、大気中にプラスイオンを増やします。自動車の排気ガス、工場の排煙、スモッグ、PM2・5などもプラスイオンを発生します。

家庭やオフィスでは、さまざまなOA機器、テレビ、電子レンジ、スマホ（携帯電話）などの電気製品（電子製品）を使います。これらも、プラスイオンを発生します。

化学物質を使った建材、水道水、加工食品、農薬、ポストハーベスト（農薬が残っ

た野菜や果物など）、タバコなども、プラスイオンを発生します。

オフィスや住宅環境から、衣食の環境に至るまで、私たちはプラスイオンがあふれまくった環境にいるわけです。

そのことが不快な症状や、さまざまな病気の原因にもなっています。ただ、イオンは目に見えないため、そのことに気づかずにいるだけなのです。

アレルギー性の病気などは、都市から高原や海辺などに生活の場を移すだけで、見違えるほど良くなることがあるのです。これを「転地療養（転地療法）」といいます。

都市は、プラスイオンが充満しています。

転地療養をおこなうような場所にはマイナスイオンが多く、身体のイオンバランスが整えられます。その効果で、アレルギー性の病気が改善されるのです。

「プラスイオンの弊害を逃れたい。病気にならず、健康でいたい。その方法は、転地療養しかないの？」

いいえ、プラスイオン過多の弊害を逃れ、健康でいるためには、もうひとつの方法があります。それが、本書でお話ししているマイナス電子療法なのです。この療法は健康をサポートしてくれるだけでなく、不快な症状からの回復もうながしてくれます。

図表❶　プラスイオンを発生させるもの・環境

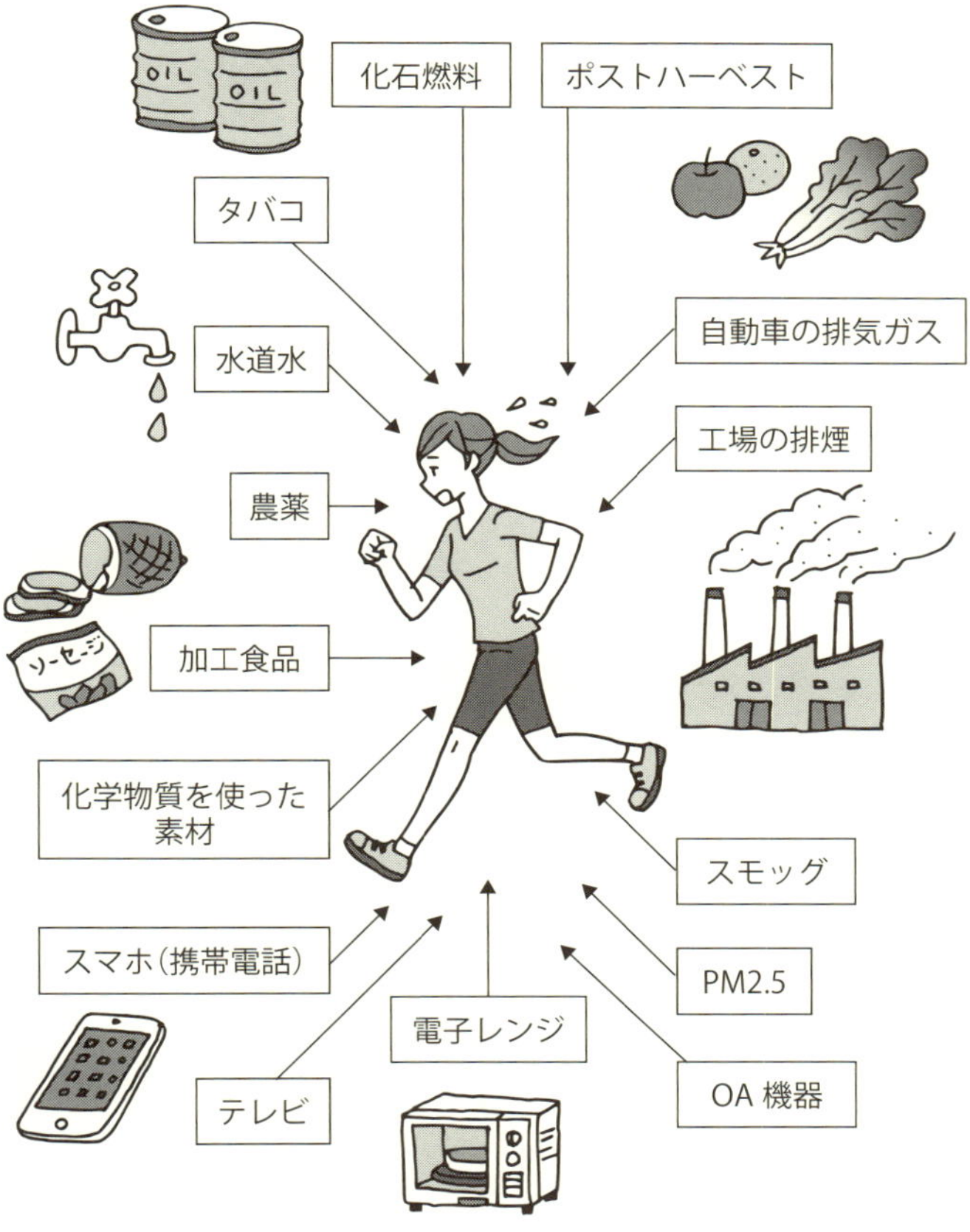

逃げても追ってくるプラスイオン

マイナスイオンには2種類ある

実は、マイナスイオンには大きく分けて2種類あります。

「マイナスイオンには2種類あるって、どういうこと？」

いまの言葉で、こう思われたのではないでしょうか？

2種類のマイナスイオンのひとつは、「自然界にある空気マイナスイオン」です。自然界にある空気マイナスイオンは森のなかや海辺や公園、街のなかにも普通に存在しています。なかでも有名な空気マイナスイオンは、先にお話しした滝つぼ近くの「レナード効果」によるマイナスイオンです。

こうした空気マイナスイオンは、空気中のプラスイオン（チリやホコリ）と結びつきます。発生してすぐに消えてしまうため、医療効果までは期待できません。

もうひとつのマイナスイオンは、「医療効果を目的とし、人工的に発生させたマイナスイオン」です。このマイナスイオンには、2種類あります。

①機械を使い、空気中に発生させたマイナスイオン

この場合、数万個とか、数十万個といった数の空気マイナスイオンを発生できます。しかし、滝つぼのそばの空気マイナスイオンと同じです。発生すると同時に空気中のプラスイオンと結びつき、すぐに消えてしまいます。

マイナスイオン発生器から数メートルも離れると、ほとんどの空気マイナスイオンは消えています。そのため、医療効果は得られないと考えられます。

②機械を使って電子を体内に入れ、体内に発生させたマイナスイオン

プロローグでも簡単に紹介しましたが、このマイナスイオンを活用する方法こそ、本書でお話ししているマイナスイオン療法です。

この方法であれば、1秒間に体内に3000億個もの大量のマイナスイオンを発生させられます。それだけのマイナスイオンを体内で発生できれば、プラスイオンで消費される体内のマイナスイオンを補えます。

このことから、大きな医療効果が期待されます。また、実際に多くの大学医学部の研究者や病院関係者により、その医療効果が報告されているのです。

マイナスイオン療法は、体内にマイナスイオンを大量に発生させます。東洋医学の見地からすると、そのことで陽に傾きやすい（プラスイオン化しやすい）身体の陰陽

バランスを整えることになります。

大学医学部の研究者や病院関係者による医療効果の報告は、東洋医学でいう陰陽バランスが整った結果――。

こう見ることも、十分に可能だと思います。そうした視点からすれば、マイナス電子療法は、東洋医学の知恵にもかなった療法といえるでしょう。

マイナス電子療法は、高田蒔博士によって開発された

ここまで、マイナス電子療法を簡単に触れました。その原理は、昭和初期に東邦大学医学部生化学教授の高田蒔博士によって考案されています。

すでに説明したように、博士は、マイナス電子発生器を開発しています。私が開発した新しいマイナス電子発生器も、博士の原理に基づいています。

マイナス電子療法を説明しようとすると、電気工学的な話になります。

一般の方でもわかるように説明することは、容易ではありません。重要なポイントに絞り、できる限りわかりやすく紹介したいと思います。

高田博士の代表的な業績は、1940年（昭和15年）に創始された「血清高田反応」です。詳しい説明は省略しますが、肝臓の病気の発見に役立つ検査法で、世界的に使用されるようになります。

数々の独創的な研究はアメリカやドイツで高く評価され、1954年には、アメリカ国際アカデミーの名誉会員になっています。博士は、同アカデミーの名誉会員になった最初の日本人医学者です。

その高田博士は、太陽黒点と宇宙線の研究に取り組んでいました。

人体の生理機能が、太陽の黒点活動（11年周期）で大きく影響を受けている――。

宇宙線が人体におよぼす影響を研究するうち、博士はこのことに気づきます。さらに実験や臨床的な研究を続けた結果、博士はマイナス電子療法の原理を発見します。

ここで、少しだけマイナス電子療法の原理的なことに触れます。

マイナス電子発生器により、100％の特殊なマイナス電子を発生させます。

そのマイナス電子を身体に与えると、皮膚を通って、血液中のガンマグロブリン（抗体）にとらえられます。マイナス電子をとらえたガンマグロブリンはマイナスイオンとなり、血液循環の流れに乗ります。

血流に乗ったマイナスイオンは、身体のあらゆる臓器や組織の周りを流れます。弱ったり、傷ついたりしている細胞があれば、その細胞の周囲にマイナスイオンを集めます。細胞の周囲に集まったマイナスイオンは機能が低下した細胞を活性化し、細胞を元気にしてくれるのです。

１９５７年、研究成果に基づき、博士は厚生省（現・厚生労働省）にマイナス電子発生器の製造許可を申請します。厚生省は家庭用健康治療器のなかに新しく電位治療器部門をつくり、マイナス電子発生器を医療用具として認可しています。

健康、美容、若返り……。高田博士は多彩な効果を報告している

自分の開発したマイナス電子療法に関し、高田博士は数々の臨床例を報告しています。

☑皮膚効果……顔の血色とツヤが良くなる。顔や手のシミや老人斑もだいたい取れたり、薄くなる。ソバカスや肝斑のような色素沈着もほとんど消える。その間、健康状態も良くなり、体力や活力の増進を自覚し、体重も増加する

☑熟睡効果……不眠症の改善と疲労回復

☑食欲増進効果……食欲が高まる
☑便通改善効果……便秘や下痢の改善
☑強肝効果……肝臓の機能障害の改善
☑強心効果……息切れや動悸がおさまり、脈拍も正しく打つようになる。不整脈の改善
☑自律神経のアンバランス改善効果……ぜんそくの改善、新陳代謝の改善、ホルモン失調症の改善、バセドウ病の改善
☑血流改善効果……末梢の血行が良くなり、足や腰の冷え性の改善
☑造血効果……白血球と赤血球の増加。一般的な貧血や再生不良性貧血の改善
☑全身の細胞の新陳代謝向上効果……エネルギーをつくるクエン酸サイクルの活性化
☑免疫力の賦活効果……免疫抗体の増加、抗菌作用の強化
☑湿疹への効果……顔面や頭部、その他の部分の湿疹の改善
☑アレルギー性の病気への効果……アレルギー性皮膚炎、アレルギー性鼻炎、ぜんそくの改善
☑ヤケドなどへの効果……重症（ヤケド第三度）以外のヤケドの治癒
☑皮膚のびらんと潰瘍への効果

☑帯状疱疹への効果
☑爪への効果……爪の色とツヤが良くなる。硬い爪が柔らかくなり、栄養不良の爪で見られる縦の隆起線（爪甲縦裂症）も低くなって消失する
☑養毛効果……白髪が黒くなる、髪の毛のツヤが良くなる、円形脱毛症の改善
☑目への効果……白内障の進行停止

博士の報告は、実に多方面にわたっています。

こうした多彩で広範な効果を見れば、私やスタッフが体験した効果も、矯正治療に用いて患者さんが体験した福作用も、十分にうなずけます。しかし、薬のような対症療法ではありません。

体内に入る1秒間に3000億個ものマイナスイオンの力で、人間が本来持っている治癒力を回復させる原因療法――。

これがマイナス電子療法です。マイナスイオンの働きで細胞レベルから健康にし、不快な症状や慢性的な病気を改善していきます。

西洋医学に、ここまで多彩な効果を示す療法はありません。それも、原因療法であるからにほかなりません。〝副作用〟や健康リスクもなく、長期間続けても安全です。

第2章

体内で発生するマイナスイオンには、6つの大きな作用がある

過剰に発生する有害な活性酸素を無害化する

活性酸素とは、電子が少ないプラスイオン

マイナスイオンとその療法について勉強を進めるうち、私は、自分の体調不良が改善された理由を理解しました。

マイナス電子イオン療法で体内に発生するマイナスイオンには、**6つの大きな作用**があるのです。その作用が、マイナス電子療法の健康効果につながったのです。

まず、**活性酸素を消去し、無害化する作用**です。

テレビの健康番組でも、「活性酸素」が普通に登場する時代になりました。

電子の数が足らず、不安定な状態になっている酸素――。

これが活性酸素で、プラスイオンです。非常に不安定なため、他の物質から電子を奪い、安定しようとします。

活性酸素は、私たちが呼吸によって酸素を取り入れ、エネルギーをつくる過程でもつくられます。呼吸で取り入れた酸素のうち、約2％が活性酸素になるとされています。このときスーパーオキシドという活性酸素がつくられ、スーパーオキシドが変化

して過酸化水素、ヒドロキシルラジカルという活性酸素が発生します。

呼吸で発生する活性酸素に対し、私たちの身体は防衛システムを持っています。それが、活性酸素を消去する酵素（抗酸化酵素）です。抗酸化酵素にはＳＯＤ（スーパーオキシドディスムターゼ）、カタラーゼ、グルタチオンペルオキシダーゼなどがあります。

活性酸素は、呼吸以外でも発生します。

☑外的な要因……自動車の排気ガス、化学製品、残留農薬、薬、環境ホルモン（ダイオキシンなど）、水道水のトリハロメタン、食物添加物（合成着色料、発色剤、合成保存料、酸化防止剤）、放射線、紫外線、電磁波など

☑内的な要因……喫煙、暴飲暴食、ストレス、怒り、不安、恐怖、激しいスポーツ、きつい仕事など

これらの要因により、いまお話しした3種類の活性酸素が発生します。紫外線では、一重項酸素という別の活性酸素が発生します。

活性酸素が過剰に発生すると、抗酸化酵素だけでは対抗できません。抗酸化酵素で消去されなかった活性酸素は、細胞膜を攻撃します。

私たちの細胞膜には、脂肪が豊富です。活性酸素は細胞膜の脂肪酸を酸化し、私た

図表❷　活性酸素が発生するいろいろな要因

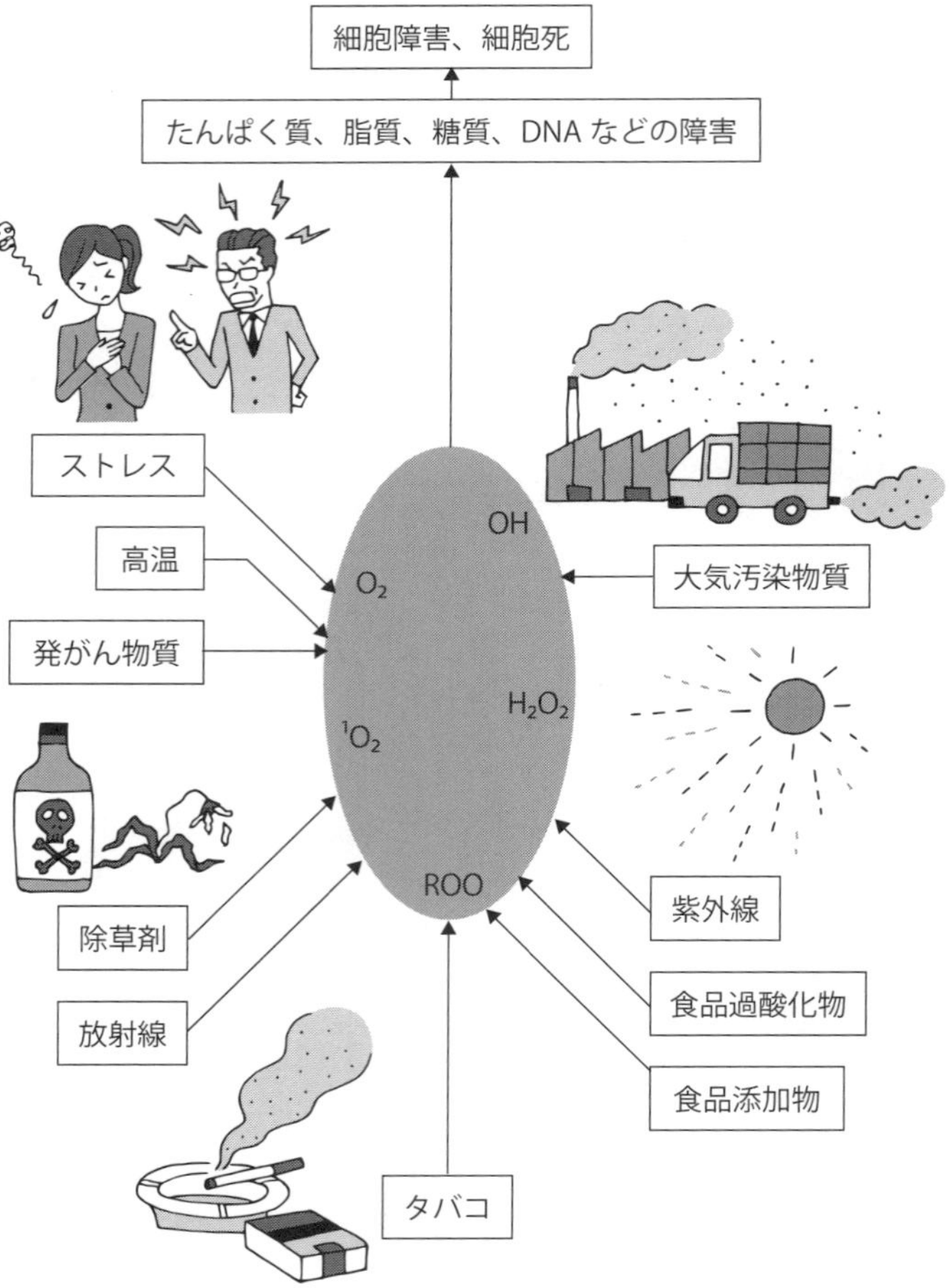

ちの身体を酸化させます。酸化をわかりやすくいうと、「サビ」です。

自転車を放置しておくとサビが出たり、使った油を放置しておくとドロドロになったりします。釘も、空気中にさらしておくと赤くサビます。それと同じことが、私たちの身体のなかで起こるのです。

また、非常に不安定な活性酸素は、ＤＮＡも傷つけます。ＤＮＡが傷つくと、がんを発症する原因になります。

がん、脳卒中（脳梗塞と脳出血）、心臓病、糖尿病、高血圧、動脈硬化、慢性肝炎、気管支ぜんそく、アトピー性皮膚炎、関節リウマチ……。

その結果、これらの病気が引き起こされます。病気だけでなく、老化にも深くかかわっています。

過剰な活性酸素を無害化するマイナス電子療法の報告

問題は、抗酸化酵素の生産能力には限界があることです。消去できないほどの活性酸素が発生した場合、手の打ちようがありません。

さらに、抗酸化酵素をつくる能力は、加齢とともに衰えていきます。年齢を重ねるほど、活性酸素によるリスクは高まってしまうことになります。

図表❸　活性酸素が関係するいろいろな病気

全身の疾患

□動脈硬化
□高血圧
□発がん、がん転移
□熱傷、凍傷
□糖尿病

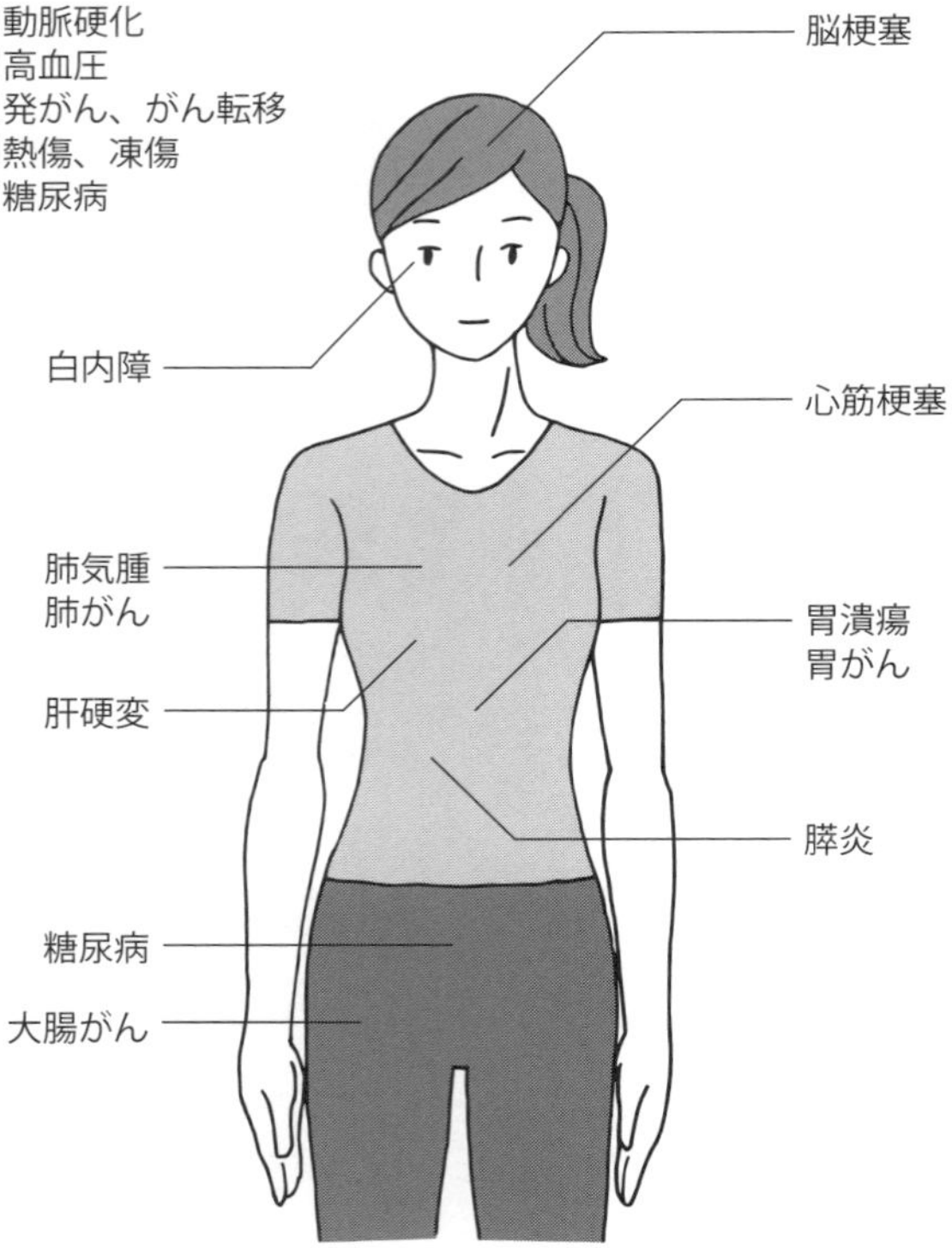

活性酸素は病気の90%にかかわっているといわれている

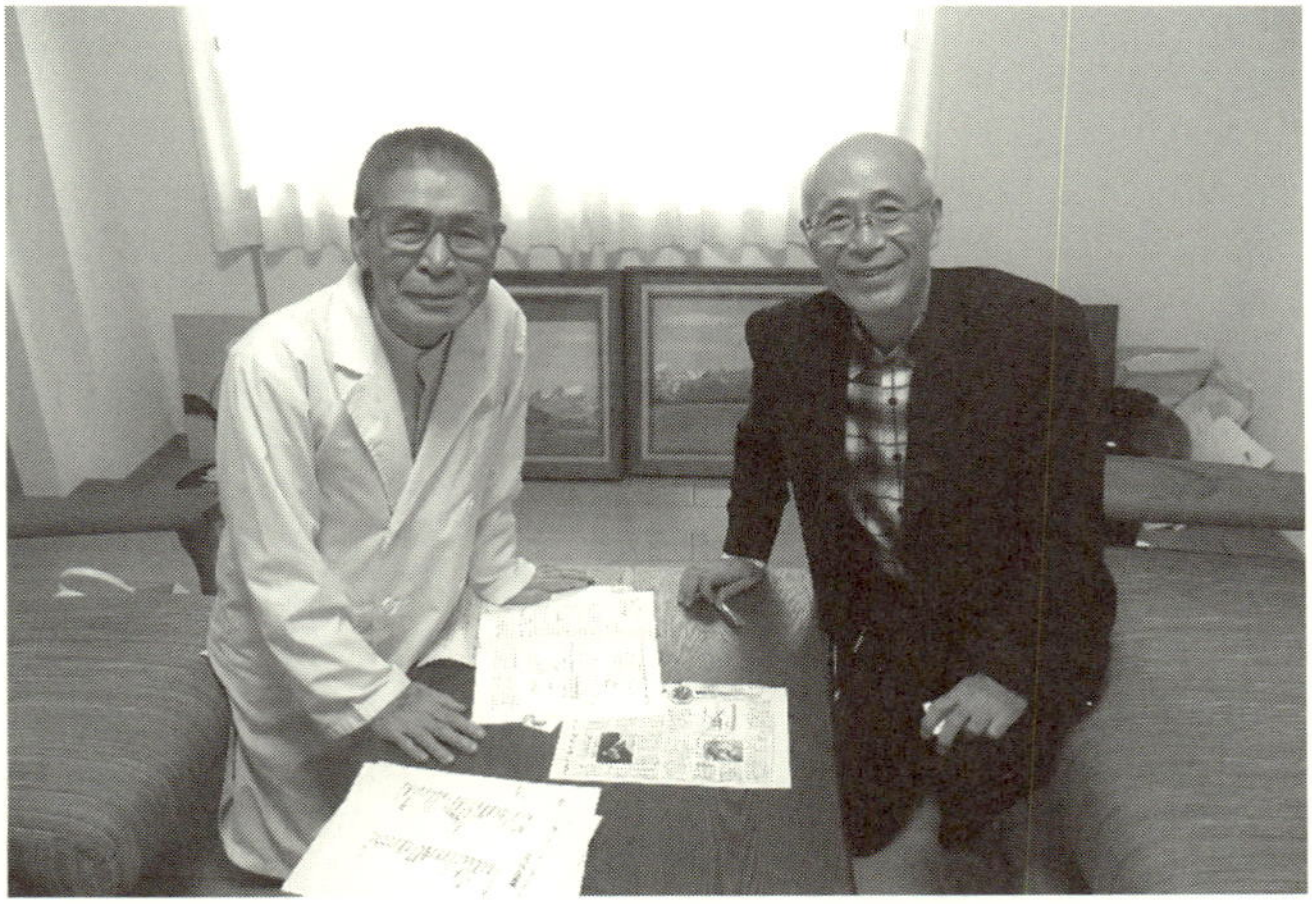
高橋周七先生（左）と著者

では、活性酸素に対抗する方法はないのでしょうか？

それが、マイナス電子療法なのです。マイナス電子療法で身体にマイナスイオンを与えると、電子が少なく不安定な活性酸素に電子（マイナスイオン）を与え、活性酸素を安定した酸素に導くことができるのです。この働きは、日本大学薬学部の高橋周七先生のグループが報告しています。

第118回日本薬学会（平成10年4月）で、マイナスイオンと活性酸素に関する研究発表がおこなわれています。

この研究では、強力な毒性を持つ農薬であるパラコート液が使われています。パラコートを植物にかけると、空気中の酸素と反応してスーパーオキシドが発生し、雑草を枯らします。人間の体内に入ると、大量に発生する活性酸素のために呼吸困難を起こし、死に至ることさえあります。

実験では、パラコートでマウスの肺を損傷させ、活性酸素を強制的に発生させています。そのあとマイナス電子療法（150ボルト）をおこない、1週間後にマウスを調べています。同時に、マイナス電子療法をおこなわないマウスもつくり、比較しています。その結果、次のようなことがわかりました。

マイナス電子療法をおこなったマウス群は肺の損傷が抑えられ、出血傾向もいちじるしく改善されていた――。

この結果から、マイナス電子療法は、身体のなかの活性酸素によるダメージを抑えることが証明されたわけです。

活性酸素では、つけ加えておきたいことがあります。

活性酸素は悪い面ばかりが強調されがちですが、悪い面だけではありません。私たちの免疫細胞である白血球が異物（細菌やウイルス、がん細胞など）を攻撃するとき、この活性酸素をつくって武器にするのです。

武器になる活性酸素がつくれない白血球は、こうした異物を取り込むことはできても、殺すことはできません。その意味で、活性酸素は健康と生命を守ってくれているわけです。

自律神経を調整し、交感神経と副交感神経のバランスを整える

自律神経の交感神経と副交感神経は、シーソーのように働く

マイナスイオンには、**自律神経を整える作用**もあります。

自律神経には、交感神経と副交感神経があります。この2つはシーソーのように働き、一方が活発（優位）に働いているとき、もう一方は活発には働きません。

たとえば、昼間は精神的に興奮し、筋肉も活発に動かして活動しています。このときは、交感神経が優位になっている状態です。逆にリラックスしたり、食事や休憩をしているとき、眠っているときなどは、副交感神経が優位になっています。

活動する昼間は、交感神経が優位な状態です。やがて睡眠のリズムが近づいてくるにしたがい、副交感神経が優位になってきます。

これが、人間の自然のリズムです。しかし、交感神経がつねに支配し続けていると、自律神経のバランスが崩れます。それが、自律神経失調症です。

図表❹　交感神経と副交感神経の働き

	交感神経 エネルギーを消費する変化をもたらす	副交感神経 エネルギーを確保する変化をもたらす
心拍数	促進	抑制
血管	収縮	拡張
血圧	上昇	下降
瞳孔	散大（散瞳）	収縮（縮瞳）
気管	拡張	収縮
胃腸の運動	抑制	促進
消化液	分泌抑制	分泌促進
膀胱	弛緩	収縮
唾液腺	分泌（粘液性）	分泌（漿液性）
汗腺	分泌促進	関与せず
立毛筋	収縮	関与せず

ストレスや電磁波、ホルモンの乱れは自律神経のバランスを崩す

自律神経の乱れには、いろいろな原因があります。

まず、ストレスです。そもそも、「ストレス」という言葉は物理学の用語でした。物体に圧力をかけると、「ひずみ」が生じます。

この概念を生体に導入したのが、ハンス・セリエというカナダの生理学者です。

身体に不快な刺激（ストレッサー）が加わると、生体内で、物理学でいうストレス同様の反応（ひずみ）が生じる――。

セリエ博士はこのことを見出し、この現象をストレスと呼んだのです。

☑物理的ストレス……気温の寒暖など
☑環境的ストレス……公害、騒音、電磁波など
☑社会的ストレス……過重労働、借金など
☑化学的ストレス……医薬品、食品添加物など
☑精神的ストレス……職場や家庭の人間関係、近所づきあい、子供の進学や就職の問題、仕事上のトラブルや不満・不安、痛み、家族のケガや病気など

このように、ストレスにはいろいろあります。

私たちが生活していくうえで、ストレスと無縁ではいられません。うまくストレス

解消ができないと、交感神経がつねに過剰に働き、副交感神経がうまく働きません。そうなると、心身が休息や睡眠に十分に向かわない状態になります。心身への悪影響がどんどん積み重なり、自律神経失調症になってしまうのです。

更年期障害も、同じです。とくに女性の場合、更年期障害で悩む人が少なくありません。自律神経の乱れから、頭痛や肩こり、冷えやほてりといったいろいろな不定愁訴が生じてくるからです。

更年期障害は、閉経後、女性ホルモンの減少による自律神経の乱れから起こります。ホルモン分泌の司令塔は、脳の視床下部です。そこがパニックを起こし、同じ場所にある自律神経の中枢もバランスを崩し、さまざまな症状を起こすのです。

自律神経のバランスを整えるマイナス電子療法の報告

人体の生命活動は、自律神経によってコントロールされている。自律神経のアンバランスによっても病気になる。マイナスイオンで自律神経を正常にすれば、健康が維持される——。

高田博士のグループは、この仮説を立てました。その仮説を、伊豆逓信病院の広藤道男氏と東京大学の松本元教授のグループと共同で、日本で初めて実験で証明してい

図表❺　ストレスを大きくする要因

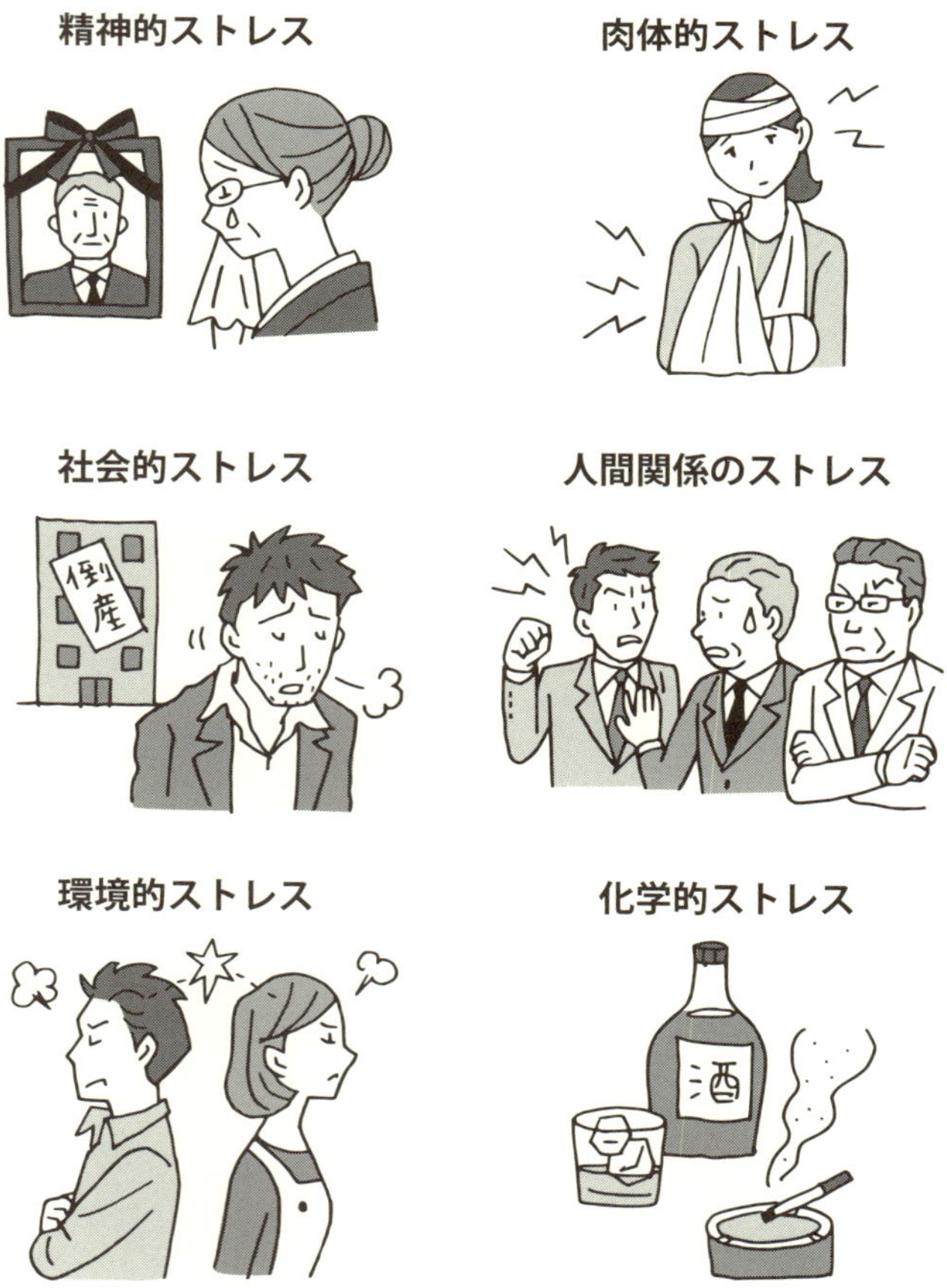
精神的ストレス
肉体的ストレス
社会的ストレス
倒産
人間関係のストレス
環境的ストレス
化学的ストレス
酒

ます。

この実験では生きたヤリイカから神経を取り出し、人工海水のなかに入れています。次に、マイナス電子療法（300ボルト30分間）をおこなった人の血液（血清）を混ぜます。人工海水と血液の割合は、1：2となっています。

血液のない人工海水の場合、ヤリイカの活動電位は106ミリボルトでした。血液を混ぜるとすぐに正常な活動電位119ミリボルトに回復し（正常値は110〜120ミリボルト）、その状態が維持されたのです。

同じ人で、マイナス電子療法を受けていない場合も検証されています。人工海水とこの人の血液を1：2の割合で混入したものに、ヤリイカの神経を入れたのです。この場合、活動電位が改善されていません。

ヤリイカの神経細胞が、マイナスイオンの効果で正常な状態に戻った——。

この実験結果はこのことを意味しますが、世界的にも有名な実験です。

マイナス電子療法をおこなった人の血液を混ぜるだけで、この結果が導かれています。マイナス電子療法には、私たちの自律神経を正常にする働き（アンバランスを整える働き）のあることが証明されたのです。

また、マイナスイオンがあふれると、ミトコンドリアは細胞内で分裂して解凍系細胞からミトコンドリア系細胞の細胞しか分裂しない、安定した細胞になるのです。

コラム ミトコンドリアは人体の発電所

私たちの体には約60兆個の細胞があるといわれますが、ミトコンドリアはこれらすべてに存在し、各細胞が活動するために必要なエネルギーを生産する働きをしています。

ミトコンドリアの重要な機能として、ATP（アデノシン三リン酸）の産生が挙げられます。このATPがエネルギーになり、細胞が活動できるのです。その意味でミトコンドリアは「人体の発電所」とも呼ばれています。

活発な融合と分裂をくり返すことでミトコンドリアが増殖し、健康や若返りのカギを握っていることが近年の研究で明らかになってきています。分子の合成や代謝、栄養素の濃度調節まで解析する論文も少なくありません。つまりミトコンドリアを正常かつ活発に分裂させ、ミトコンドリアの量を増やし続ければ、人はいつまでもエネルギーをつくる能力を保ち、若くいられるわけです。

そのために「強めの有酸素運動をする」「寒さを感じる」「背筋を伸ばす」「空

腹を感じる」といった生活習慣の重要性を説く研究者もいるほどです。

反対にミトコンドリアの働きの異常が起きることで、肥満・糖尿病・高脂血症といった生活習慣病や、アルツハイマー・老化のほか、がんや慢性腎臓病、不妊といった疾患になる可能性を指摘する声もあり、その重要性はますます注目されています。

真のアンチエイジングや病気予防は、すでに細胞レベル、分子レベルで考える時代に入っているといっても過言ではないでしょう。

図表❻　マイナスイオンとプラスイオンのミトコンドリアへの影響（細胞）

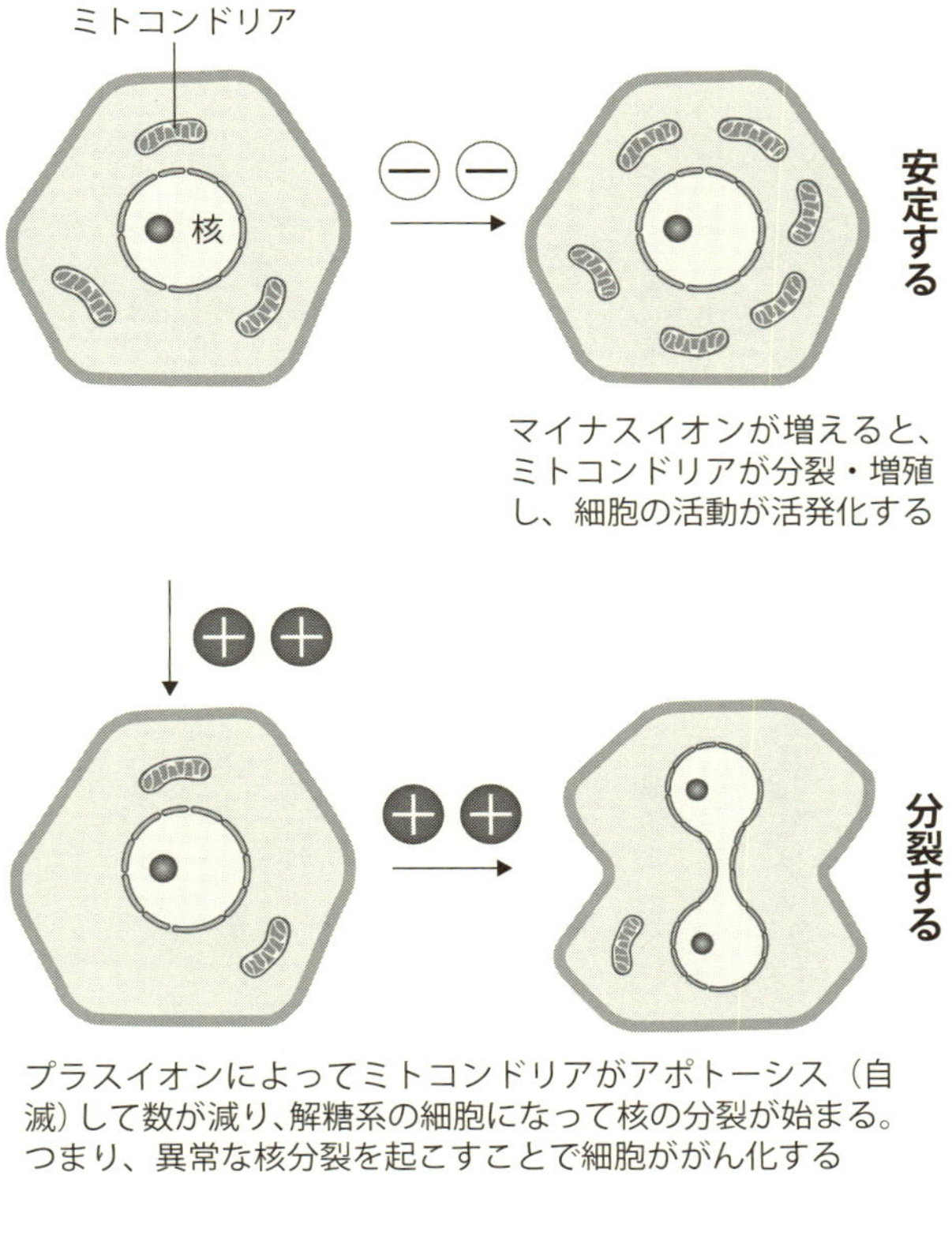
ミトコンドリア
核
安定する
マイナスイオンが増えると、ミトコンドリアが分裂・増殖し、細胞の活動が活発化する
分裂する
プラスイオンによってミトコンドリアがアポトーシス（自滅）して数が減り、解糖系の細胞になって核の分裂が始まる。つまり、異常な核分裂を起こすことで細胞ががん化する

身体のさまざまな働きを支え、健康を守る酵素を活性化する

私たちの身体のなかには、2万種以上の酵素がある

身体のなかに増えたマイナスイオンは、**酵素を活性化**します。

「栄養素はわかるけど、酵素はよくわからない」

こうした方は多いものです。

私たちの生活でも、酵素は身近に使われています。たとえば、酵素配合の洗剤です。こうした洗剤には炭水化物分解酵素、たんぱく質分解酵素、脂肪分解酵素などが配合されています。洗剤に配合された酵素は、繊維についたそれらの汚れを分解し、衣類をキレイな状態にしてくれるのです。

話を私たちの身体に戻します。

私たちは水分、たんぱく質、脂質、ミネラル、炭水化物などでつくられています。ズバッと言ってしまうと、酵素は「触媒作用」を起こす物質です。

酵素には、大きく「体外酵素」と「体内酵素」があります。

体外酵素は、食物に含まれている「食物酵素」のことです。一方の体内酵素には、

「消化酵素」と「代謝酵素」の2種類があります。

☑消化酵素……食べた食物を消化・吸収するときに必要な酵素
☑代謝酵素……消化以外の身体のいろいろな場面で働く酵素

エネルギーをつくる、身体の組織・ホルモン・神経伝達物質などをつくる、解毒作用、抗酸化作用など、身体のなかの代謝活動にはいろいろあります。そのひとつひとつに対し、違った酵素が働いています。

私たちの体内には、生命活動のために実に膨大な酵素が働いています。

たとえば、たんぱく質を分解する酵素だけでも、体内には9000以上あるといわれています。代謝酵素まで含めれば、私たちの身体には2万種類以上の異なる酵素があるといわれています。

マイナス電子療法が酵素を活性化する報告

日本大学薬学部の高橋周七教授は、マイナス電子療法の酵素反応の実験をおこなっています。実験で使われたのは、尿素をアンモニアに変えるウレアーゼという酵素です。

私たちが食事でたんぱく質を摂ると、最終的に尿素となります。尿素は水と反応

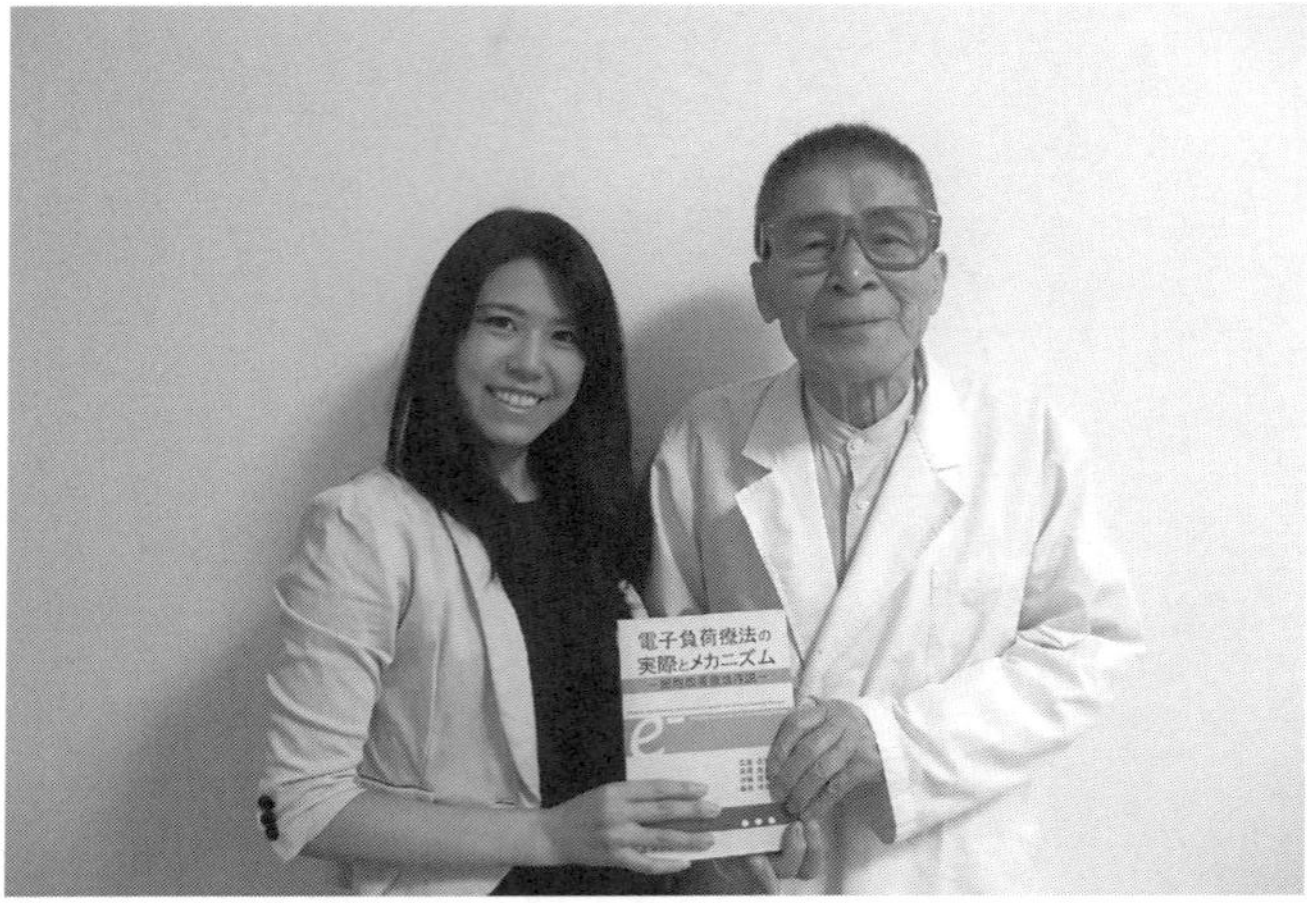

高橋周七先生（右）と岸本佐智先生

し、二酸化炭素とアンモニアに分解され、尿に含まれて排出されます。

ウレアーゼを使った高橋先生たちの実験では、マイナス電子療法（４００ボルト）をおこなったとき、アンモニアをつくる酵素反応は１２４％促進されています。しかし、プラスイオンを与えた場合、酵素反応は92・８％に減っています。

マイナスイオンにより酵素反応が活発化し、栄養素の分解吸収が高まる――。この実験は、こうした結果を意味します。

この結果から、マイナス電子療法をおこなうと、マイナスイオンの作用で、ウレアーゼの作用が促進されることが証明

図表❼　消化酵素と代謝酵素

体内酵素 体内で自然につくられる	**消化酵素**	食べ物を消化するときに働く酵素で、唾液・膵液・胃液に含まれる
	代謝酵素	体の正常な働きを維持するために働く酵素。血液をつくったり、心臓を動かしたり、毒素を無化し排出したり、手足を動かしたりする
体外酵素	**食物酵素**	食材に含まれる酵素のこと。ただし、火を通さない生の食べ物。また味噌・しょう油・漬物・納豆・キムチ・ヨーグルトなどの発酵食品に含まれる

消化酵素

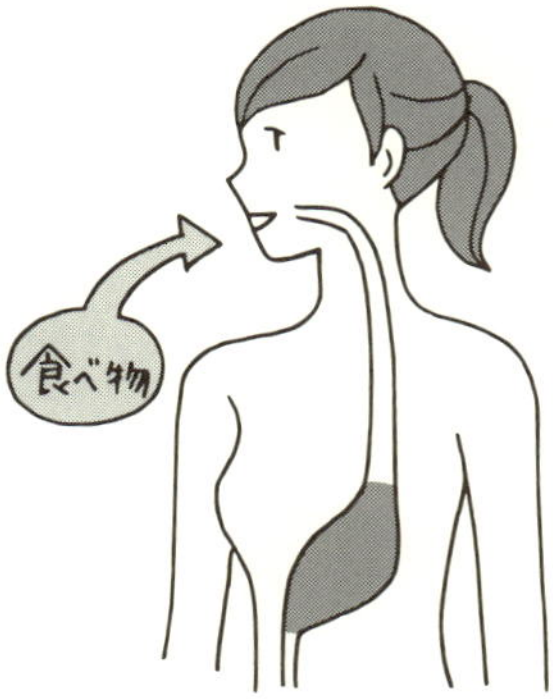

食べ物が消化されるときに
消化酵素が働く

代謝酵素

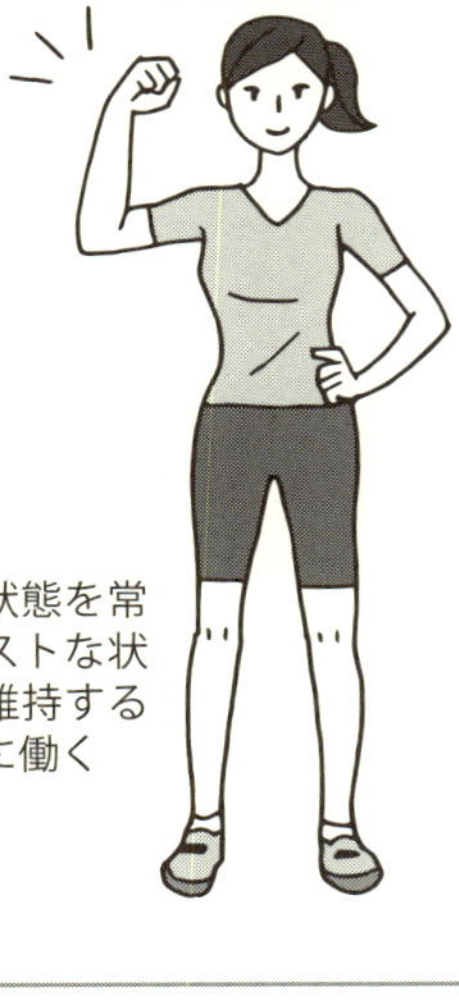

体の状態を常にベストな状態に維持するために働く

されたのです。

活性酸素も、プラスイオンです。過剰に発生する活性酸素を無害化する抗酸化酵素も、酵素の仲間です。酵素を活性化するマイナス電子療法は、**活性酸素の害から身体を守ってくれる**わけです。

血液を理想の弱アルカリ性にし、身体のpHを整える

血液が弱アルカリ性になると、酵素が活性化する

身体のなかにマイナスイオンが増えると、**血液が弱アルカリ性**になります。

「血液が弱アルカリ性になるって、それほど大事なことなの?」

こう思われた方は、この項目をじっくり読んでください。

血液のpHが酸性に傾くと、酵素の働きがいちじるしく悪くなる……。

ここに、血液が弱アルカリ性であることの大きな意義があるのです。

体内の酵素の活性は、主に血液のpHによって変化します。

健康な成人の血液のpHは、弱アルカリ性の7・4です。血液のpHが7・35以下に下

図表❽　カチオン効果

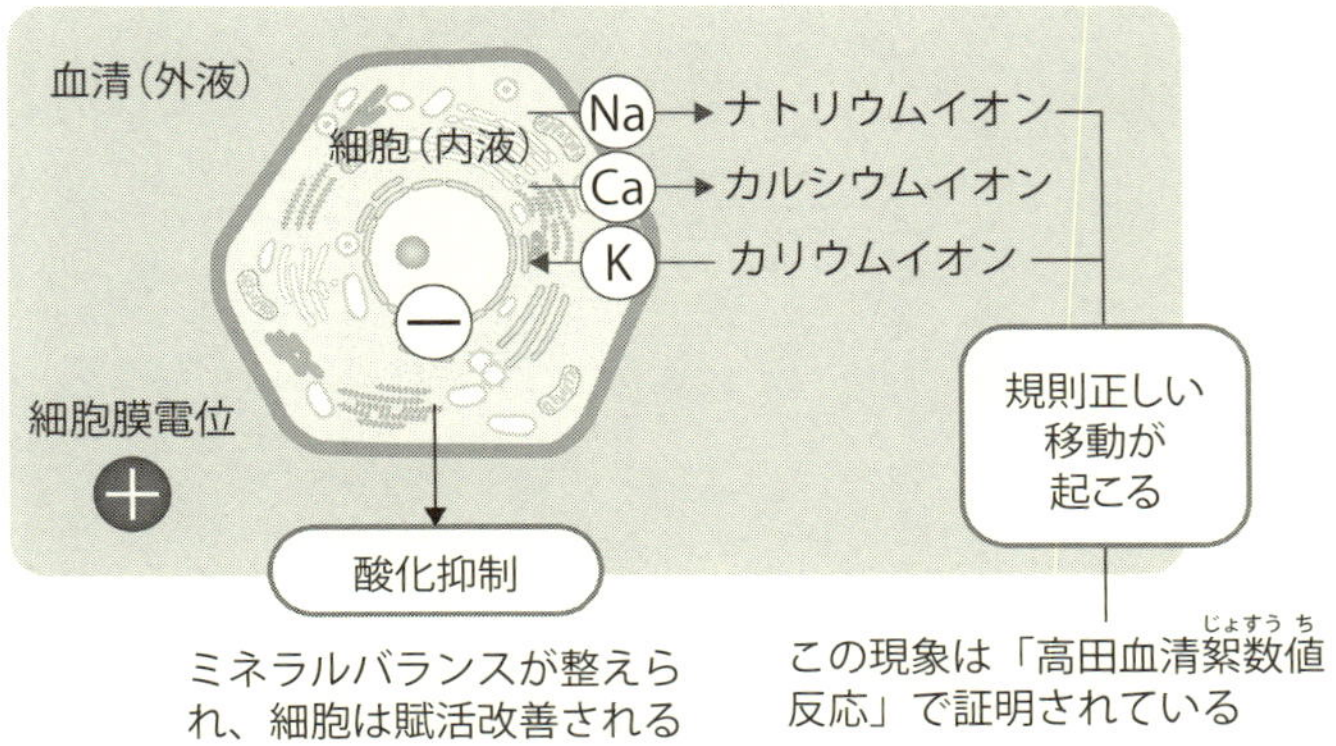

がる（酸性に傾く）と、代謝酵素の活性はいちじるしく低下してしまうのです。

そうなると、身体全体の機能が低下します。結果的に、体調不良や病気を招くことになってしまうわけです。

では、身体のなかにマイナスイオンが増えると、なぜ血液が弱アルカリ性になるのでしょうか？　ちょっと専門的になりますが、少しだけ我慢してください。

私たちの細胞は、細胞膜で覆われています。

細胞膜には、細胞のなかに必要なカリウムを入れ、細胞から不必要なナトリウムを出す装置があります。その装置を、「ナトリウム・カリウムポンプ」といいます。

さらに、細胞膜には、細胞内のカリウムを出す「カリウムイオンチャンネル」、細胞内にナトリウムを入れる「ナトリウムイオンチャンネル」もあります。

血液中にマイナスイオンが増えると、ナトリウム・カリウムポンプ、それにカリウムイオンチャンネルとナトリウムイオンチャンネルが活性化します。その結果、不必要な細胞内のナトリウムイオンとカルシウムイオンが血液中に移動し、細胞に必要なカリウムイオンが細胞のなかに入ります。

そうなると細胞の内部と外部のミネラルバランスが整い、血液は弱アルカリ性になるのです。これを「カチオン効果」と呼びます。

血液が弱アルカリ性になると、私たちの身体の各部のpHも正常に保たれます。たとえば肝臓は7・35、脳は7・05、神経は6・8、骨髄は7・35、網膜は7・0とpHは異なりますが、それぞれのpHが正常に保たれることになるのです。

それが、私たちの身体に備わるホメオスタシス（恒常性）というものです。そのホメオスタシスを支える基本こそ、血液の弱アルカリ性です。

酵素がきちんと働いてこそ私たちの生命は維持され、健康も維持される。そのために、まず血液のpHを弱アルカリ性に保っておくこと――。

身体の不調を脱する、あるいは健康を維持する。そのために、ここが非常に重要なポイントになってきます。マイナス電子療法のマイナスイオンは、その働きをしっかりおこなってくれるのです。

エネルギー（ATP）をつくるATPアーゼも活性化する

いまお話ししたように、血液を弱アルカリ性に保っておくと、いろいろな酵素が活性化します。

57ページでウレアーゼを紹介しましたが、そのすべてをここで説明することは不可能です。ひとつだけ、エネルギーをつくるＡＴＰアーゼの活性化についてお話ししておきます。

私たちには、約60兆個もの細胞があるといわれています。

私たちが健康でいられ、生命が維持されるためには、その60兆個もの細胞の働きが不可欠です。細胞が元気に働くためには、エネルギーが必要です。

そのエネルギーを、ＡＴＰ（アデノシン三リン酸）といいます。

ＡＴＰは栄養素と酸素と水を使ってつくられますが、つくるのは細胞のなかのミトコンドリアという小さな器官です。そのとき、呼吸で取り込んだ酸素の２％が活性酸素になってしまうのです。

図表❾　細胞とミトコンドリア

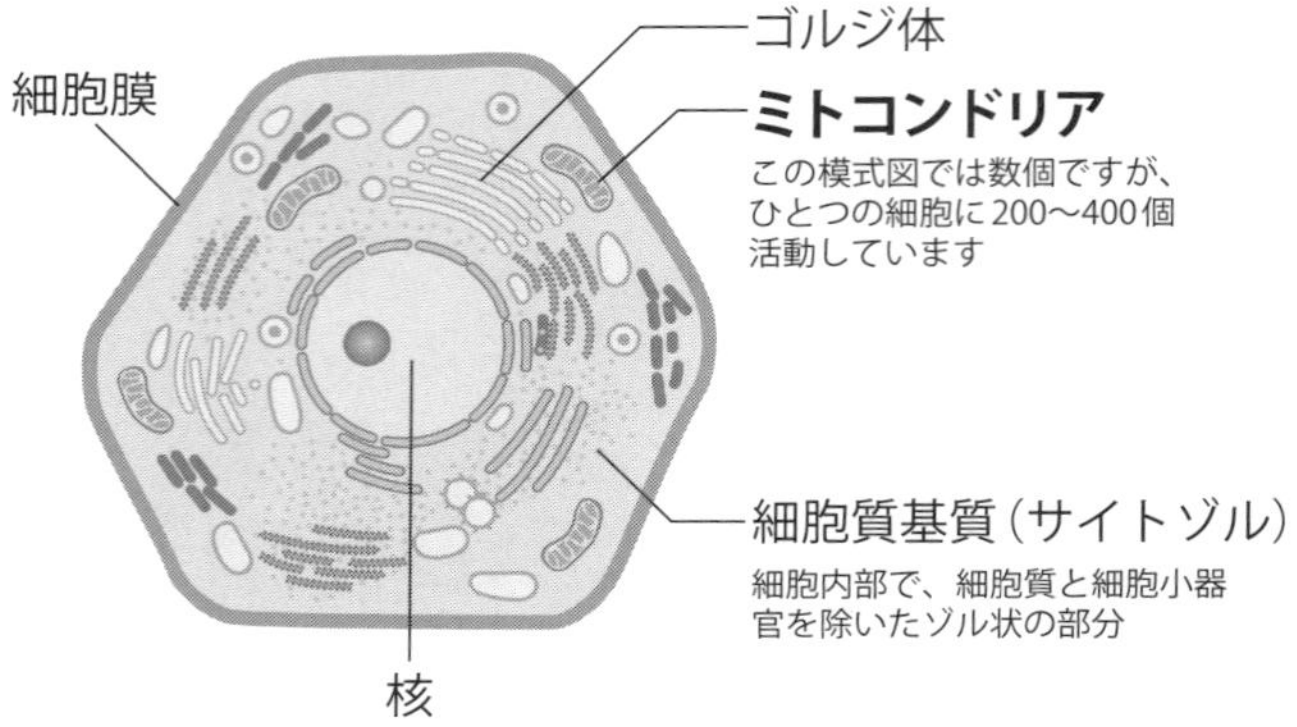
ゴルジ体
細胞膜
ミトコンドリア
この模式図では数個ですが、
ひとつの細胞に200〜400個
活動しています
細胞質基質（サイトゾル）
細胞内部で、細胞質と細胞小器
官を除いたゾル状の部分
核

呼吸する、食事をする、立つ、歩く、座る、運動をする……。

日常生活で、私たちはいろいろな行動をしています。この小さな器官が、私たちの身体が必要としているエネルギーの実に約95％をつくり出しています。

ミトコンドリアは、細胞が必要とするエネルギーの発電所——。

ミトコンドリアはこう表現することができますが、ミトコンドリアは微生物の一種です。独自のＤＮＡを持っているため、進化の過程で、人類が細胞内に取り込んだと考えられています。

ミトコンドリアの数は、その細胞によってばらつきがあります。

たとえば、成人の場合は脳や筋肉、肝

臓、腎臓などの細胞には、ひとつの細胞のなかに数百から数千のミトコンドリアが存在しています。特殊な卵細胞には、10万個前後も存在しています。その細胞がどれだけのエネルギーを必要とするかにより、こうした違いが生まれているとされています。

健康な人は、ATPがスムーズにつくられています。しかし、何かの理由でATPがうまくつくられなくなると、細胞の活動に支障をきたします。

ATPがつくられなくなった細胞は、死を迎えます。私たちには、それが疲労や老化、病気としてあらわれることになります。

ミトコンドリアがATPをつくるとき、ATPアーゼという酵素が働きます。ミトコンドリアのなかには、このATPアーゼの粒がぎっしりと詰まっています。

ATPがうまくつくられない原因として、ATPアーゼの活性の問題があります。マイナスイオンは酵素を活性しました。ATPアーゼも酵素で、マイナスイオンによる活性化がおこなわれると考えられます。

健康と生命を守る免疫力を調整する

私たちの免疫力は、危うい状況に置かれている

身体に細菌やウイルス、異物などが侵入したとき、あるいは体内で異変が起きたとき、それを退治し、健康と生命を守ろうとする力が働きます。これが、身体に備わっている「免疫力（免疫システム）」です。

免疫力の中心として働いているのは、血液のなかにある白血球です。白血球の仲間にはマクロファージ、顆粒球（好中球・好酸球・好塩基球）、リンパ球（Tリンパ球、Bリンパ球）、NK細胞などがあります。

マクロファージや好中球は、病原菌や異物を発見すると、急行して食べてしまいます。前にお話ししたように、このとき使う武器が自分でつくった活性酸素なのです。

一方のリンパ球は、全身の血液のなかをパトロールしています。

Tリンパ球は細菌やウイルスを攻撃し、NK細胞はとくにがん細胞を攻撃します。Bリンパ球は抗体をつくり、敵（細菌やウイルス）を攻撃します。最初の戦いで敵を覚え、再度の侵入があればすみやかに抗体をつくり出して攻撃し、発症を防ぎます。

図表⑩　獲得免疫にかかわる白血球の相互作用

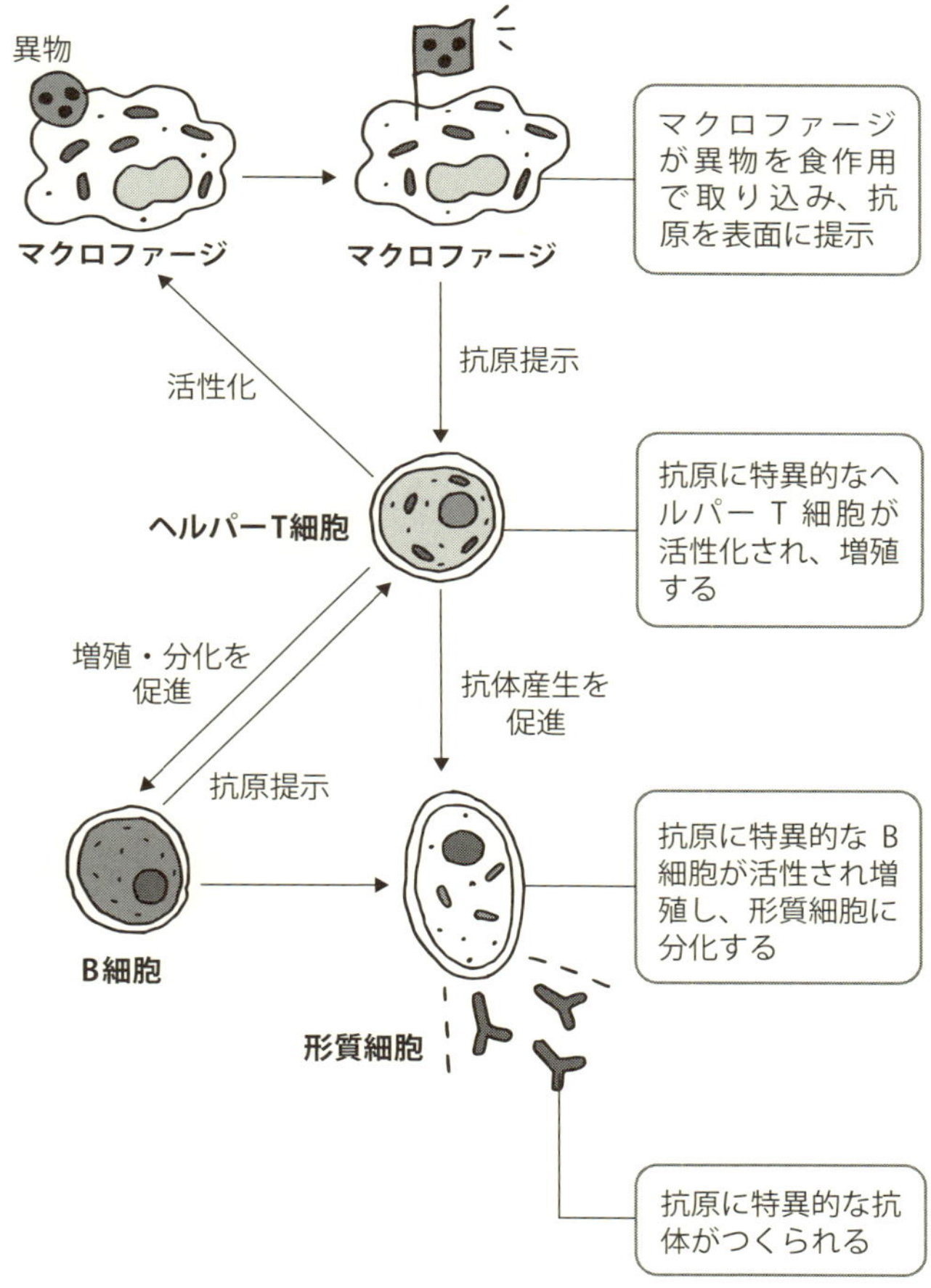

これが、ハシカなどで見られる「二度なし現象」といわれる現象です（ただし、予防接種から10年以上経った場合、免疫が減ってしまうこともあります）。

しかし、年齢とともにリンパ球の数は減り、免疫力は低下します。健康を守るガードがゆるくなるため、高齢者には感染症やがんなどにかかる人が増えてしまうのです。

前にもお話ししたように、ストレスは、プラスイオンである活性酸素を大量に発生させます。電磁波も、プラスイオンを発生させます。そのことで、ストレスや電磁波は免疫力を低下させます。

加齢だけでなく、私たちの免疫力はかなり危うい状況に置かれていると考えなければならないのです。マイナス電子療法には、その**免疫力を強化してくれる働き**があります。

マイナス電子療法が免疫力を調整する報告

マイナス電子療法は、免疫力を高めます。

高田博士と広島大学医学部の小林宏志教授とは、日本温泉気候物理医学会でその報告をおこなっています。東京大学病院分院検査科の富山哲夫講師も報告しています。

小林教授と高田博士の実験では、ウサギにたんぱくアルブミン溶液を静脈注射しています。その後、マイナス電子療法をおこなったグループとおこなわないグループの血液を比較しています。

血清中のガンマグロブリン（抗体）の増加値を測定したところ、マイナス電子療法をおこなったグループでは、早く抗体をつくることが証明されたのです。

マイナス電子療法が免疫力におよぼす効果については、広藤道男氏も報告しています。その報告は、次のようなものです。

「身体にマイナス電子を与えると、リンパ球は通常の場合よりも確かに増加し、免疫力が強くなり、風邪を引きにくくなったり、化膿性疾患を早く改善させます。たとえば、普通の人の免疫力が１００〜１５０とすると、免疫力の弱い人は１００以下になります。しかし、１００以下の人にマイナスイオン療法を毎日続けていると、２〜３ヵ月で普通の人の免疫力となります。それ以上（６ヵ月〜１年）続けていると免疫力は２００以上となり、体が細菌やウイルスに強い体となります」

広藤氏は東邦医科大学、伊豆逓信病院、関東電気通信局健康管理所などで、長年にわたってマイナス電子療法の研究・治療をおこなっています。この報告は、関東電気通信局健康管理所長時代の報告です。

ただし、免疫力は強くなれば良いというものではありません。免疫力が暴走すると、アレルギー性の病気のリスクが高くなるのです。

アレルギーにはいくつかのタイプがありますが、アレルギー性の病気にかかわっているのは、免疫細胞のBリンパ球がつくるIgEという抗体です。

アレルゲン（アレルギーを起こす物質）が体内に入ると、このIgEが増えます。増えたIgEは血流によって運ばれ、アレルギー性の病気の引き金になります。皮膚でアレルギー反応が起きればアトピー性皮膚炎、気管支付近で起きれば気管支ぜんそく、鼻や目の周辺で起きれば花粉症です。

この項目のタイトルを「強化」とはせず、「調整」という言葉を使いました。ここに、その意味があります。ちょっと難しく言うと、「選択性」になります。コントロールが必要な場合、マイナス電子療法は免疫力をその方向にコントロールするわけです。

イオン効果とカチオン効果で、体内の老廃物や毒素を排出する

血液中には、酸性の老廃物があります。その老廃物には乳酸、リン酸、酪酸、ケトン体などがあります。

図表⓫ イオン効果

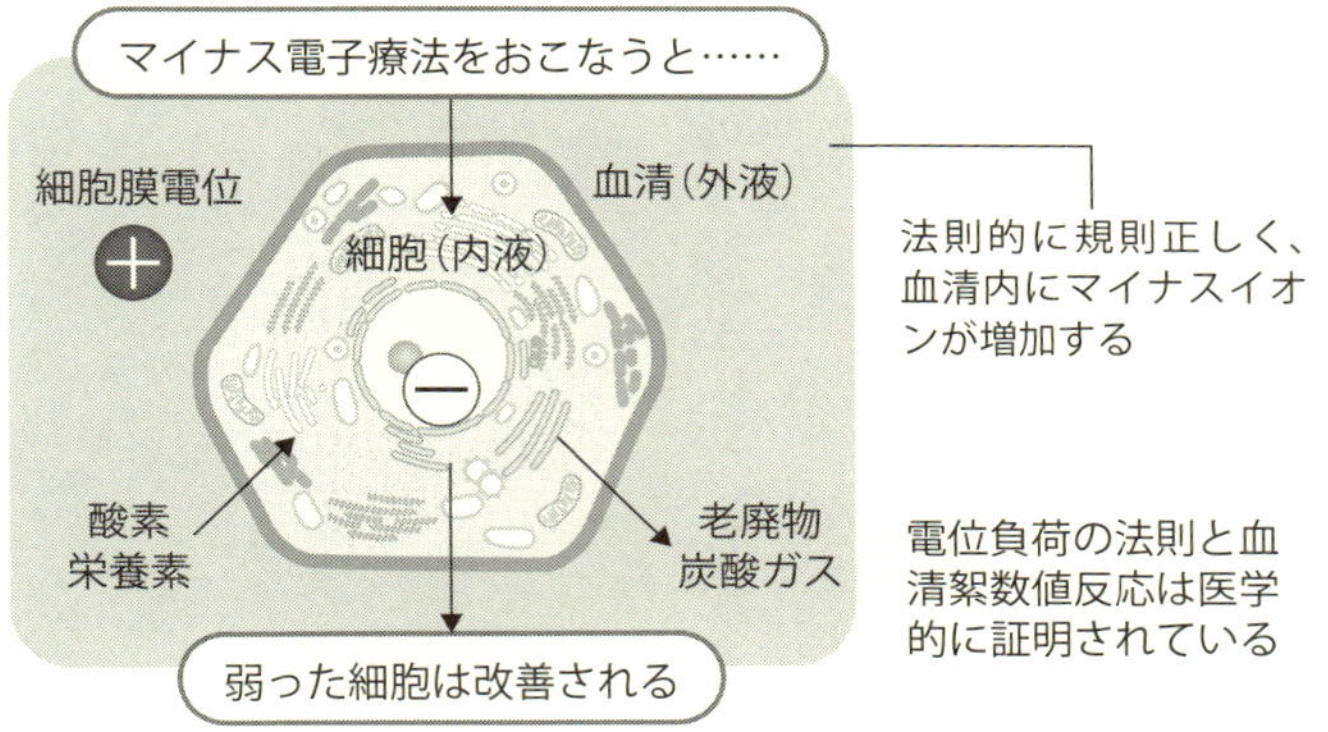
マイナス電子療法をおこなうと……
細胞膜電位
血清（外液）
細胞（内液）
法則的に規則正しく、血清内にマイナスイオンが増加する
酸素
栄養素
老廃物
炭酸ガス
電位負荷の法則と血清絮数値反応は医学的に証明されている
弱った細胞は改善される

先に、カチオン効果を説明しました。

細胞のなかのナトリウムイオンとカルシウムイオンが血液中に移動し、カリウムイオンが細胞のなかに入る。すると、細胞内外のバランスが整って血液は弱アルカリ性になり、ミネラルバランスが整えられる――。

復習ですが、これがカチオン効果でした。老廃物の排出では、そのカチオン効果に「イオン効果」が加わります。

細胞内外のミネラルバランスが整うと、細胞膜の物質を通す性質が高まる。栄養と酸素が細胞のなかに入りやすくなり、細胞のなかにたまった老廃物や毒素が細胞の外に出やすくなる――。

これがイオン効果です。

このイオン効果とカチオン効果で、**血液中の酸性の老廃物は中和され、無害化されて体外に排出**されます。また、不要となった細胞やたんぱく質、細胞のなかに蓄積された薬害物質、大気汚染物質、農薬、化学物質、食品添加物なども排出されます。

体内の老廃物や毒素の排出には、肝臓や腎臓も関係しています。マイナス電子療法を続けると、肝臓の尿素を合成する機能も助けられ、腎臓の尿素濾過機能も改善されていきます。

マイナス電子療法は、私たちの身体をすみずみまで健康にする

マイナスイオンには、ここまでお話ししたようなさまざまな働きがあります。マイナス電子療法はそのマイナスイオンを体内に大量に発生させ、その効果を最大限に発揮させるのです。

前にも触れましたが、私たちは約60兆個ともいわれる細胞からできています。その細胞がいろいろな臓器や器官、組織をつくり、それぞれの働きをおこなっています。

私たちの健康は、神経系と内分泌系（ホルモン系）と免疫系、それに臓器・器官・

組織とのネットワークの連携が支えている――。

私は、人間の健康をこうとらえています。

その結果、統合されたひとつの小宇宙として健康と生命が維持されています。人間が心身の不調に陥ったり、病気になったりするのは、そのひとつの小宇宙としての秩序が崩れたときです。

マイナス電子療法をおこなうと、血液や体液と一緒にマイナスイオンは全身を巡ります。そこで機能の低下した臓器・器官・組織を見つけると、イオンバランスを整えます。細胞は元気になり、バランスの整った健康体に導かれます。

ATPアーゼという酵素も活性化します。その活性化で、ミトコンドリアがエネルギー（ATP）を盛んにつくるようにもなります。

マイナス電子療法は、総合作用で細胞レベルからの健康を築く――。

このマイナス電子療法の作用と効果を見るとき、私はまた東洋医学の気・血・水と陰陽バランスに思いを馳せてしまいます。

血液や体液は、まさに血と水です。エネルギーであるATPは、気の源ととらえることができます。イオンのバランスもまた、陰陽のバランス以外のなにものでもないからです。

そうしたバランスの取れた状態は、肉体的にも精神的にも調和が取れ、安定した状態です。心身ともに統一の取れた生命体として、元気にイキイキと生きることができます。マイナスイオン療法で私が回復した理由も、まさにここにあります。

西洋医学は、人間を「肉体」と「精神」に分けた二元論です。

東洋医学では人間を肉体と精神を分けられない存在とし、「心身一如」とか、「心身不二」と表現しています。この東洋的な思想を、最近の言葉では、「ホリスティック」といっています。ホリスティックとは、「全人的」とか「全体性」といった意味です。

マイナス電子療法は、ホリスティック医療そのものではないか——。

改めてマイナス電子療法を考えるとき、この言葉こそ、その本質を的確に表現していると思わざるを得ません。そして、私にはその確信があります。

東洋医学に少しでも関心と興味のある方は、この意見に賛同していただけるのではないでしょうか。

第3章

歯と歯ぐき対策で、マイナス電子療法を導入する

矯正を成功させるには、年齢にかかわらず歯と歯ぐきの健康がポイント

プロローグでお話ししたように、マイナス電子療法の効果を体感した私は、まず歯科矯正への導入を考えました。

「なぜ、歯科矯正でマイナス電子療法に着目したの？」

まず、こう思われるかもしれません。

患者さんにはあまりお話ししませんが、ここで歯と歯ぐきの基礎的な知識を交えながら、その狙いを簡単にお話ししたいと思います。

歯を家にたとえると、キレイに矯正した歯は建物そのものです。歯ぐきは、その歯を支える土台です。

歯が悪い状態（たとえばむし歯）だと、建物に大きな傷があるようなものです。歯ぐきに問題がある（たとえば歯周病）と、土台に不安があることになります。

どちらかに問題があれば、いくらキレイに矯正したとしても、〝自然の美〟にはなりにくいのです。そればかりか、いずれ大きな問題が生じてきます。

もうひとつ、私が矯正にマイナス電子療法を導入した理由があります。

「矯正には興味があるけど、年を取ったから、矯正は無理かもしれない」

患者さんのなかに、こう言われる方が少なくない現実がありました。

これは誤解です。それも、多くの方が陥りやすい誤解です。なぜなら、若くても年齢がいっていても、歯が動く原理は変わらないからです。

骨が生きているかぎり、歯を動かして矯正することは可能——。

歯科矯正では、このことを知っておいていただきたいと思います。

「矯正のポイントは、年齢ではありません。1本1本の歯と歯ぐきの健康度にあります。歯と歯ぐきが健康であれば矯正はスムーズに運びますし、矯正後の歯並びも映えます」

ある程度の年齢で矯正を望まれる方に、私はこうお話ししています。

健康な歯と歯ぐきは、全身の健康を保つためにも重要です。矯正を成功させるためにも、同じように非常に重要なポイントなのです。成人の矯正治療では、とくに歯ぐきに注意する必要があります。

矯正を望まれる方には、年齢にかかわらず、希望される矯正を提供したい。そのために、歯と歯ぐきをあとで問題が起きないような状態に整えておくことが重要。問題があれば改善し、健康な歯と歯ぐきにしておく必要がある――。

この考えから、私は歯科矯正でのマイナス電子療法の活用を考えたのです。

口のなかの細菌を減らし、歯周炎を沈静化させる

いまお話ししたように、歯科矯正で、歯と歯ぐきの健康は非常に大きなポイントになります。歯ぐきでは、歯周病が治療の壁になります。

歯ぐきや歯を支えているアゴの骨（歯槽骨）などの組織に起こる病気の総称……。これが歯周病で、大きく「歯肉炎」と「歯周炎」があります。

☑歯肉炎……歯ぐきに炎症が起きた状態

☑歯周炎……炎症が原因で、歯を支えているアゴの骨（歯槽骨）などの組織全体まで崩れてしまう病気（歯槽膿漏）

歯肉炎のレベルであれば、適切な処理をすれば簡単に治療できます。問題は、歯周炎です。

歯肉炎になって適切な処置をしないと、歯ぐきが炎症を起こします。さらにひどく

図表⑫ 歯周病の進行

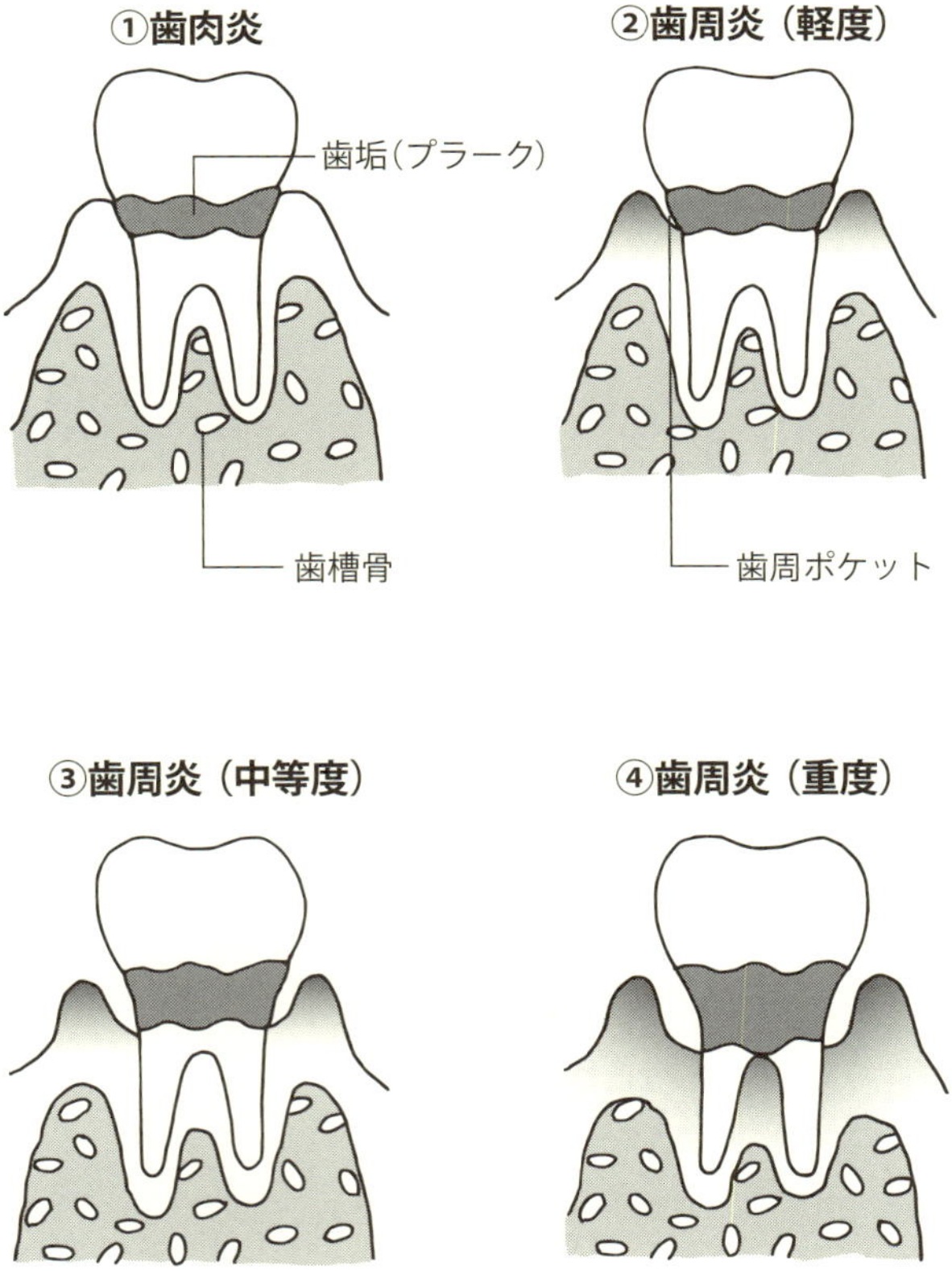
①歯肉炎
②歯周炎（軽度）
歯垢（プラーク）
歯槽骨
歯周ポケット
③歯周炎（中等度）
④歯周炎（重度）

なると腫れ、歯と歯ぐきの間にすき間ができます。

こうなると、細菌が繁殖しやすくなります。また、細菌は空気を嫌うため、奥まった場所のほうを好みます。歯と歯ぐきの結合部を破壊し、歯根面（歯ぐきに埋まっている歯の部分）に沿って奥へ、奥へ侵入します。

歯ぐきの炎症が広がり、歯の根元の骨まで影響をおよぼすようになった状態――。

これが歯周炎です。

細菌によって破壊されてできた歯と歯ぐきの境目の溝が、「歯周ポケット」と呼ばれるものです。歯周ポケットがつくられると、細菌にとっては根城のようなもので、これを絶滅させることは難しくなります。

歯周炎になると、そのままでは矯正治療はできません。思ったような歯の移動ができないうえ、キレイな歯並びになったとしても、いずれ歯は抜け落ちてしまうリスクが非常に高いからです。それでは、矯正の意味が十分に果たされません。

そこで、できるだけ矯正の前に、歯周炎を沈静化させる――。そして、矯正中も矯正後も予防する。

矯正治療を開始する前に、私はこう考えます。

免疫力を正常にし、細菌の数を少なくする――。

歯周炎を鎮める、あるいは進行を止めるためにはここがポイントです。

マイナスイオンには、免疫力を活性化する働きがあります。この働きを活用すれば、細菌を減らせます。早期にこの療法をおこなえばおこなうほど、歯周炎への効果も大きくなります。

また、マイナスイオンは弱ったり、傷ついた細胞の周囲に集まります。その結果、弱ったり傷ついたりした細胞を活性化し、元気にしてくれる働きがありました。この効果もまた歯ぐきの細胞の活性化につながり、歯周炎の改善につながります。

マイナス電子療法で歯周炎を沈静化し、そこから矯正治療を開始する——。完全を目ざす矯正治療では、こうしたステップを踏むことも重要なのです。

つけ加えると、マイナス電子療法には、自律神経に働いてストレスを解消する効果もありました。

強いストレスは、歯ぎしりの原因になります。

歯ぎしりのような強い圧力が長時間かかると、歯根膜は傷ついてしまいます。傷ついた歯根膜には細菌が侵入しやすくなり、歯肉炎や歯周炎が進行しやすくなってしまいます。

マイナス電子療法でストレスを解消すると、歯ぎしりしないようになります。歯肉炎や歯周炎の進行も抑えられることになります。このストレス対策も、私がマイナス電子療法の活用を考えた大きな要因です。

過剰な活性酸素を消し、歯ぐきの細胞の炎症を抑える

矯正治療をおこなうためにも、矯正後の口元の美しさのためにも、歯ぐきの印象は重要です。

健康な歯ぐきは、その下の骨とそっくりの形になります。歯ぐきの表面には、1本1本の歯根の形がキレイに波打って見えます。歯と歯ぐきの境目に歯垢がたまると、歯ぐきに炎症が起きます。どんな人でも、歯磨きを3日も怠けるとだいたいそうなります。

健康な人の歯ぐきは、歯と歯の間の部分は引き締まった三角形です。炎症が始まるとその三角形のところがふくらみ、山型になります。弾力性もなくなります。さらに炎症がひどくなると歯ぐきのへりが腫れ、赤くなります。慢性化すると、ゴリゴリと固い歯ぐきになります。

図表⑬　健康な歯ぐきと炎症が起きた歯ぐき

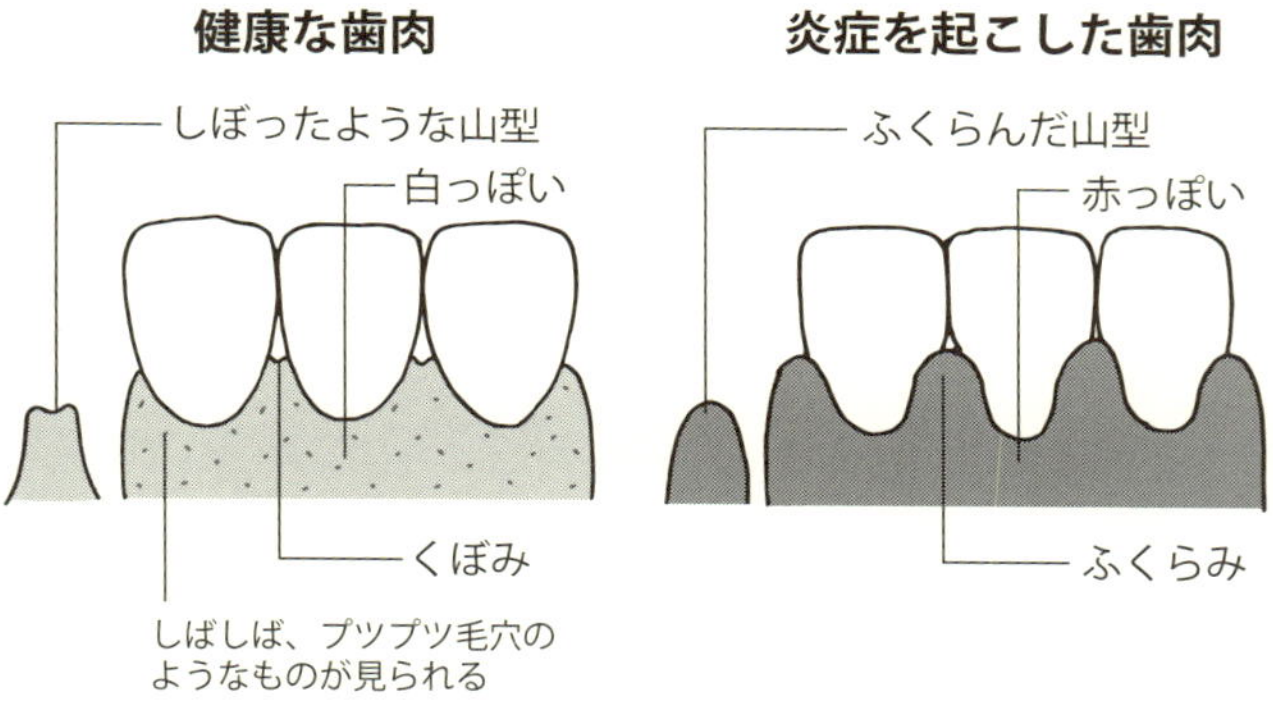

なぜ、歯ぐきの炎症が起こるのかご存じでしょうか？

歯ぐきの炎症は、実は活性酸素の影響で起こります。歯ぐきの細菌などと戦うために、白血球は活性酸素を武器にするのです。

細菌対策で、活性酸素は必要です。ところが大量に活性酸素が出ると、同時に周りの組織の細胞も傷つけ、炎症を起こしてしまうのです。

細菌を退治するために活性酸素が必要としても、周囲の細胞が炎症を起こすことは問題です。細胞の炎症を抑えるには、過剰な活性酸素を消してしまうことです。

活性酸素は、プラスイオンです。マイ

ナスイオンには、その過剰な活性酸素を消す働き（還元作用）があります。マイナス電子療法はその過剰な活性酸素を消去し、細胞の炎症を抑えます。

また、マイナスイオンには、抗炎症作用もあります。この作用もあいまって、歯ぐきの炎症がすみやかに抑えられます。

骨の新陳代謝を活性化し、アゴの骨（歯槽骨）の骨質を強化する

歯は、アゴの骨（歯槽骨）に埋まっています。

歯根（歯ぐきに埋まっている歯の部分）の長さは、目に見える歯の部分の約1・5倍から2倍です。その歯根は、アゴの骨（歯槽骨）にあいた穴のなかに埋まっています。

歯がカルシウムでできていることは、よく知られています。

体内のカルシウムの99％は骨と歯に、0・9％は細胞のなかに、0・1％は血液のなかにあります。歯と骨のカルシウムは、それらの硬さと丈夫さを支えています。

カルシウムは尿に含まれて排出されますが、必要に応じて再吸収される仕組みにな

っています。ただ、カルシウムの吸収・沈着は、加齢とともに落ちてきます。

高齢になると歯が悪くなりますが、その一因がここにあると考えられます。骨粗しょう症も、同じ理由から起こると考えられます。

ここで、マイナスイオンのイオン効果とカチオン効果が期待できます。

細胞内外のナトリウムイオンとカリウムイオンが規則正しく移動し、血液を弱アルカリ性にし、細胞内外のミネラルバランスが整う——。

これがカチオン効果でした。

細胞内外のイオンバランスが整う結果、栄養と酸素が細胞内に入りやすくなり、細胞内にたまった老廃物や二酸化炭素が細胞外に出やすくなる——。

これがイオン効果でした。

身体の細胞や組織は、わずかな例外を除いて新陳代謝を繰り返しています。新しい細胞が定期的に古い細胞に取って変わり、組織は保たれているのです。

アゴの骨（歯槽骨）でも、新しい細胞が古い細胞に交代しています。破骨細胞が古い骨を壊し、造骨細胞が新しい骨をつくっています。

この骨の新陳代謝には、エネルギーが必要です。

マイナスイオンは、細胞がエネルギー（ＡＴＰ）をつくる働きを強化しました。

そのエネルギーは、ミトコンドリアがつくります。マイナスイオンはATPアーゼを活性化し、ミトコンドリアのこの作用を活性化します。その結果、破骨細胞と造骨細胞のエネルギーをつくる働きが高められます。

さらに、マイナスイオンには血流を良くし、細胞に栄養と酸素を届ける働きもありました。細胞に栄養と酸素が十分に補給されれば、骨細胞へのカチオン効果とイオン効果も大きくなります。

これらの相乗作用で、破骨細胞と造骨細胞がしっかり働きます。そこから、強いアゴの骨（歯槽骨）がつくられることになるのです。

矯正治療では動かす歯も大事ですが、歯が生えているアゴの骨も大事です。アゴの骨が丈夫でなければ、しっかりした矯正治療はおこなえません。マイナス電子療法は、その大事な**アゴの骨を強くしてくれる**のです。

矯正で重要な歯の移動や固定が良好になる

いまお話ししたように、歯根は骨にしっかりと埋まっています。歯を動かそうと力を加えても、簡単には動かせないのです。矯正治療では、その歯を動かしたい方向に動かします。

「ガッチリしている歯が、いろいろな方向に動く?」

不思議に思えて当然です。なぜ、そんなことが可能なのでしょうか?

矯正ではまず、歯を動かしたい方向に力をかけます。

当然、歯根は動かしたい方向の骨に当たって動きません。しかし、そのまま力をかけ続けると、歯は動かしたい方向に動いていくのです。

「なぜ、そんなことができるの? どうして動かしたい方向に歯が動くの?」

こう思われるでしょうが、それも無理ありません。

このとき、骨のなかで何が起きているかを説明します。

歯根と骨の間には、歯根膜と呼ばれる組織があります。歯根膜はクッションのような組織で、動かしたい方向に歯に力をかけると、その歯根膜は圧迫されます。

その結果、骨に血液が流れにくくなり、いわゆる貧血の状態になります。この貧血状態は、身体にとっては正常な状態とはいえません。

私たちの身体には、身体を正常な状態に戻そうとする機能(「ホメオスタシス」といいます)があります。この機能が働くと、圧迫された骨には破骨細胞があらわれて働

図表⑭　歯が動くメカニズム

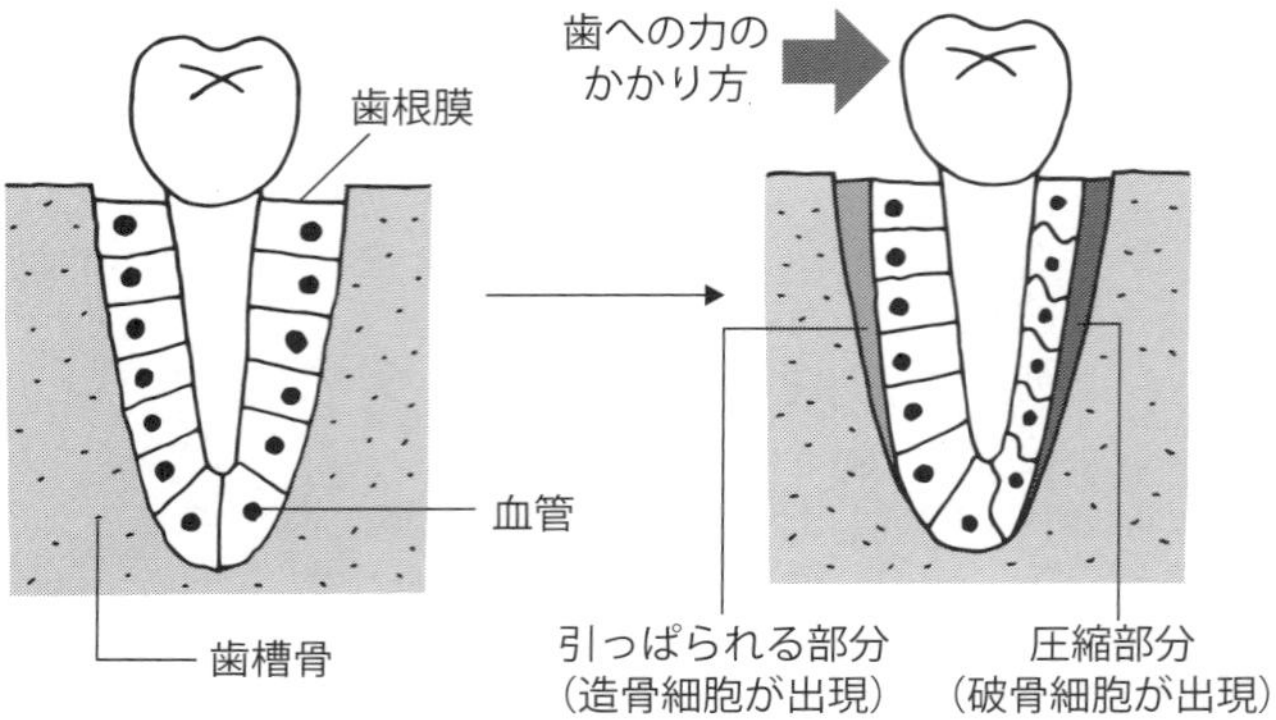

き始めます。破骨細胞は骨を溶かし、貧血状態を正常な状態に戻そうとします。

破骨細胞が働くと、歯と歯根膜のすき間が広がります。広がったその分だけ、歯が移動するのです。

「動く反対側では、同じように歯根膜の幅が広くなり、どんどんすき間が広がるの？」

こんな疑問を持つ方もおられるでしょう。

私たちの身体は、本当に良くできています。

力が加えられた反対側では、骨をつくる細胞（造骨細胞）が出現します。その造骨細胞が、新しく骨をつくり始めます。その結果、骨が一方的に減ることもなく、歯が動いていくのです。

破骨細胞と造骨細胞が繰り返しあらわれ、そのコンビネーションの結果、歯は少しずつ動く――。

矯正治療は、このコンビネーションを利用した治療なのです。どんな矯正装置でもこの原理は変わりません。

矯正をスムーズに進めるうえで、この2つの細胞は重要です。

前項でお話ししたように、マイナスイオンには、破骨細胞と造骨細胞を活性化する作用があります。この2つの細胞が活性化されれば、歯はスムーズに動きやすくなります。血流の改善による、栄養と酸素の供給もかかわってきます。

矯正が終われば、「保定」をおこないます。

歯を動かす矯正治療が終わっても、新しい歯の位置で力のバランスが保たれるとは限りません。動かした歯は、元の状態に戻ろうとします。

そこで、矯正治療が終わったら、簡単な取り外し式の装置を入れ、後戻りを防ぎます。これが保定で、「固定作業」と考えていただけば良いでしょう。

この保定期間中でも、破骨細胞と造骨細胞は働いています。この2つの細胞がバランス良く働けば、歯の固定はうまくいきます。歯の固定がうまくいったところで、矯正治療は終了になります。
保定でも、マイナス電子療法は期待が持てるのです。

歯ぐきの色素沈着（シミ）を消し、血行も良くして歯ぐきをピンク色にする

歯ぐきに、シミや黒ずみのある方がいます。茶褐色の方もいます。歯ぐきにメラニン色素が沈着してシミができたり、歯ぐきが黒ずんでしまうのです。

歯ぐきのシミは、とくにタバコを吸う方に多い傾向があります。タバコが健康に悪いことはいまや常識であるうえ、見た目にも美しいものではありません。禁煙、できれば節煙をお勧めします。

メラニン色素は、活性酸素から身体を守るためにつくられます。その意味でメラニン色素は悪者ではないのですが、歯ぐきの美しさをそこないます。

「メラニン色素は、活性酸素から身体を守るためにつくられる？　なぜ、そんなことが起きるの？」

この疑問の答えは、次章の「気になる肌トラブルが改善され、肌が若返る」の項に譲ります。肌を活性酸素から守るため、メラニン色素がつくられることは間違いないのです。

マイナスイオンには、この活性酸素を消す働きがあります。

マイナスイオンで活性酸素が消されると歯ぐきの着色が消え、キレイなピンク色になります。ピンク色の歯ぐきは、本当に健康に見えます。というより、健康な歯ぐきはピンク色なのです。

また、マイナスイオンには、カチオン効果とイオン効果がありました。2つの効果で、細胞内には栄養と酸素が入りやすくなり、老廃物が排出されます。

メラニン色素も老廃物です。その結果はおわかりでしょう、キレイなピンク色の歯ぐきがよみがえるのです。

問題は、歯ぐきに血行障害が起きていて色が悪い場合です。歯ぐきの毛細血管の流れが悪くなると、歯ぐきへの酸素と栄養の供給が十分にできなくなります。

これは、歯ぐきの細胞が兵糧攻めに遭っているようなものです。歯ぐきの健康がそこなわれるばかりか、歯ぐきの組織の回復力もそがれます。

マイナスイオンには、血行を良くする働きがありました。

歯ぐきの血行が良くなれば、歯ぐきの細胞に栄養と酸素が十分に供給されます。歯ぐきの細胞は元気になり、組織も元気になります。そこにカチオン効果とイオン効果が加わりますから、歯ぐきの色がキレイなピンク色になっていきます。

矯正治療中の歯の痛み（圧痛）をやわらげる

現在のところ、矯正の方法は、可撤式装置（マウスピースなど）とワイヤー&ブラケットを使う方法に大別されます。

矯正をおこなう場合、患者さんの状態によってどちらかを使うか、または、両方を使用するかを判断しています。

矯正を希望される患者さんの歯の状態は、それこそ千差万別です。矯正が比較的容易なケースもあれば、高度な技術が求められる難しいケースもあります。

私の場合、比較的容易に矯正ができる場合は可撤式装置（マウスピースなど）、矯正に高度な技術が必要な場合はワイヤー&ブラケットを用いています。

ワイヤー&ブラケットを用いる場合、患者さんが気にする2つのポイントがあります。それは矯正装置が見えることと、痛み（病気の痛みではなく、正座をしたときの血流不全のような痛み）です。

「友人がワイヤー矯正をしました。矯正装置が見えるし、ちょっと痛いとも聞きました。装置が見えるのは仕方ないとして、痛いのはイヤです」

患者さんとお話しすると、こう言われる方が少なくありません。

私もなるべく目立たない工夫をしていますが、これはある程度我慢してもらうしかありません。痛くない工夫もこらしてみましたが、痛みは避けて通れませんでした。

ワイヤー矯正の痛みは、最初にブラケットをつけて6～12時間ほど後に覚えます。この痛みは歯根膜が炎症を起こすための痛みですが、1週間ほどでなくなります。患者さんにしてみれば、それでも1週間の痛みは辛いものです。

ブラケットをつけたら、月に一度、ワイヤーの調整をおこないます。このときも、歯が浮くような痛みや不快感を覚えます。

そこで着目したのが、マイナスイオンの2つの作用です。痛みをやわらげる作用（鎮痛作用）と炎症を抑える作用（抗炎症作用）です。

炎症が起きていれば、2つの作用の効果が期待される。炎症がなければ、痛みを抑える鎮痛作用だけでも患者さんは楽になるだろう……。

こう考えた私は、ワイヤー矯正とマウスピース矯正にマイナス電子療法を導入することにしたのです。さらに、最近は近赤外線装置も併用することにより、期待どおりの効果がありました。痛みを訴える方が少なくなったのです。

マイナス電子療法と近赤外線装置の併用は、痛みという歯列矯正の問題を解消してくれました。患者さんにとって、これは大きなメリットです。私にとっても、患者さんの負担が減ることは願ってもないことです。

フッ素と同じような効果で、歯質を強化する

歯並びを整えるとともに、健康な歯で健やかな毎日をすごしていただきたい——。これが、矯正治療にかける私の願いです。

そうした矯正治療を可能にするために、何が重要だと思われるでしょうか？

答えは、「丈夫な歯、強い歯」です。マイナス電子療法は歯質を強化し、その丈夫な歯、強い歯をつくってくれます。

「丈夫な歯をつくるといえば、フッ素があります。マイナスイオンには、そのフッ素

と同じ効果があるわけですか?」

まず、そう考えて間違いありません。

フッ素は、次のような効果で歯質を強化します。

①細菌の働きを抑え、酸をつくらないようにする

②ミネラルの再石灰化をうながす

③歯の表面のエナメル質と反応し、耐酸性の強い結晶をつくる

マイナスイオンにも似たような効果があり、歯質を強化します。

まず、マイナスイオンには抗菌効果があります。この効果で、酸をつくる細菌の働きを抑えます。

「再石灰化」については、少し説明が必要です。

口のなかには、無数の細菌が棲み着いています。その細菌は飲食物から糖を取り込み、強い酸をつくります。すると、歯の表面も口のなかも酸性となります。

「なぜ、細菌は酸をつくるの? 砂糖が原料なの?」

砂糖はむし歯の元凶、歯の大敵と思われていますが、砂糖自体は歯を溶かしません。

砂糖水のなかに歯をひたしていても、むし歯は発生しません。細菌にも、歯を溶かす力はありません。しかし、砂糖水のなかに細菌を入れると、むし歯ができます。

図表⑮　脱灰と再石灰化

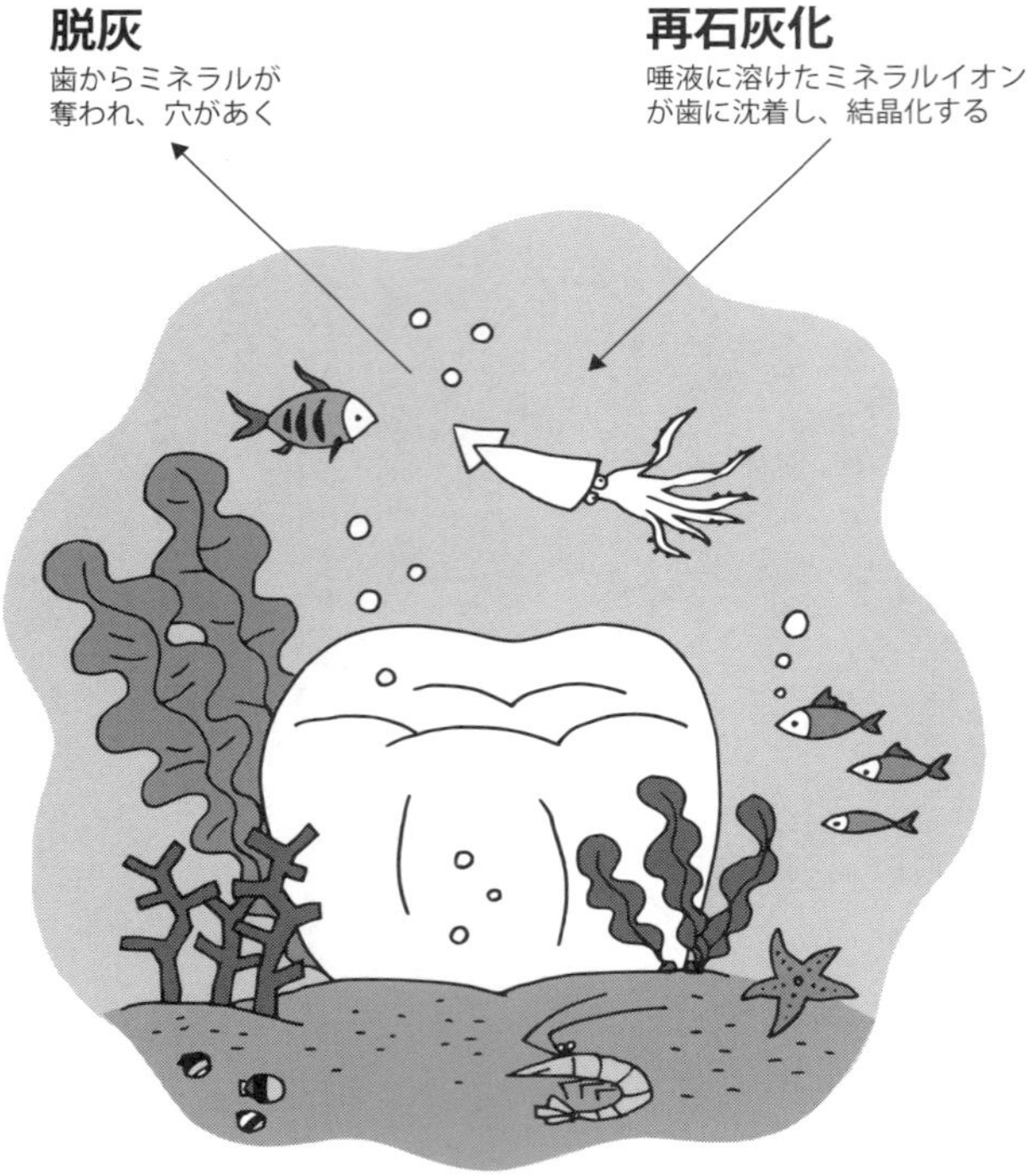
脱灰
歯からミネラルが
奪われ、穴があく
再石灰化
唾液に溶けたミネラルイオン
が歯に沈着し、結晶化する

歯の健康は、唾液の海のなかで
微妙なバランスを保っている

細菌は、生きていくためにエネルギーが必要です。そのために砂糖を分解し、その結果として生まれる酸によって歯が溶けるのです。

話を、再石灰化に戻しましょう。

口のなかのpHが5・5〜5・7以下の酸性になると、歯の表面のエナメル質のすぐ下からカルシウムやリンが溶け出します。これを「脱灰」といいます。

しばらくすると、今度は唾液の力が働いて酸を中和します。その結果、歯の表面は中性に戻ります。

歯の表面が中性に戻ると、唾液に溶けたカルシウムやリンが歯に沈着し、先に脱灰した部分が修復されます。歯はミネラルを取り戻すわけで、これが「再石灰化」です。

飲食のたびに、ミネラルが奪われたり（脱灰）、ミネラルを取り戻したり（再石灰化）といったことがおこなわれているのです。脱灰しても、再石灰化がしっかりおこなわれている歯が丈夫な歯になります。硬いエナメル質がつくられるからです。

注目していただきたい点は、脱灰の起こるpHが5・5〜5・7以下の酸性ということです。

マイナスイオンには、血液や体液のpHを弱アルカリ性に保つ作用（カチオン効果）がありました。

食事をすると、細菌の働きで歯の表面や口のなかはどうしても酸性になります。

それは仕方のないこととして、カチオン効果で血液や体液が弱アルカリ性に保たれていれば、その酸性状態が早く中和されます。脱灰で奪われるミネラルが少なくなり、唾液による再石灰化がスピーディーにうながされます。

マイナス電子療法は、カチオン効果で歯質を強化する――。

いまの話から、こうした結論が導かれます。

第4章

マイナス電子療法は、肌トラブル・冷え性・便秘・頭痛・肩こり(慢性痛)・うつ・不眠症を改善する

気になる肌トラブルが改善され、肌が若返る

シワやシミ、たるみができるのは、活性酸素の光老化が原因

皮膚の衰えは見た目にわかりやすく、若々しく見えるか、老けて見えるかの印象を大きく左右します。

皮膚は、外側から表皮、真皮、皮下組織の3層に分かれています。表皮は細胞が積み重なった0・1〜0・3ミリほどの薄い膜で、約28日サイクルでターンオーバー（再生）を繰り返しています。

真皮は、表皮の10倍ほどの厚さがあります。ハリのある肌では、そこにコラーゲン線維やエラスチンが、ちょうど美しい織物のように立体構造をつくっています。

シミやシワ、たるみの原因には、年齢もあります。40歳を過ぎる頃から、コラーゲンやエラスチンのつくられる量が減ります。そのことで、肌からハリや弾力性が失われることになります。

この皮膚の老化に、活性酸素が拍車をかけます。活性酸素による光老化が加わり、肌トラブルが一層進むのです。

まず、シミについてお話しします。

紫外線が皮膚の組織に入り込むと、活性酸素が発生します。すると活性酸素から皮膚の細胞を守ろうと、表皮の下のほうにある色素をつくる細胞（メラノサイト）がメラニン色素をつくります。

「活性酸素から身体を守るために、メラニン色素がつくられる」

歯ぐきの着色のところで、こうお話ししました。いまの説明で、納得していただけたのではないかと思います。

正常なターンオーバーは28日サイクルです。このサイクルが普通におこなわれている皮膚では、メラニン色素はどんどん外側に運ばれ、最後はアカと一緒に取れていきます。

紫外線を浴びると、メラニン色素が1ヵ所に大量につくられます。

加齢などで皮膚の細胞の活動が低下していると、ターンオーバーが正常に営まれなくなります。メラニン色素が沈着することになり、シミになるのです。

シワやたるみも、紫外線による活性酸素が関係しています。

紫外線を浴びると、発生する活性酸素のために、コラーゲンやエラスチンの織物の網目が分断されたり、くっついたりして変性してしまいます。その結果、シワやたる

図表⑯　シミのでき方とシミの進行

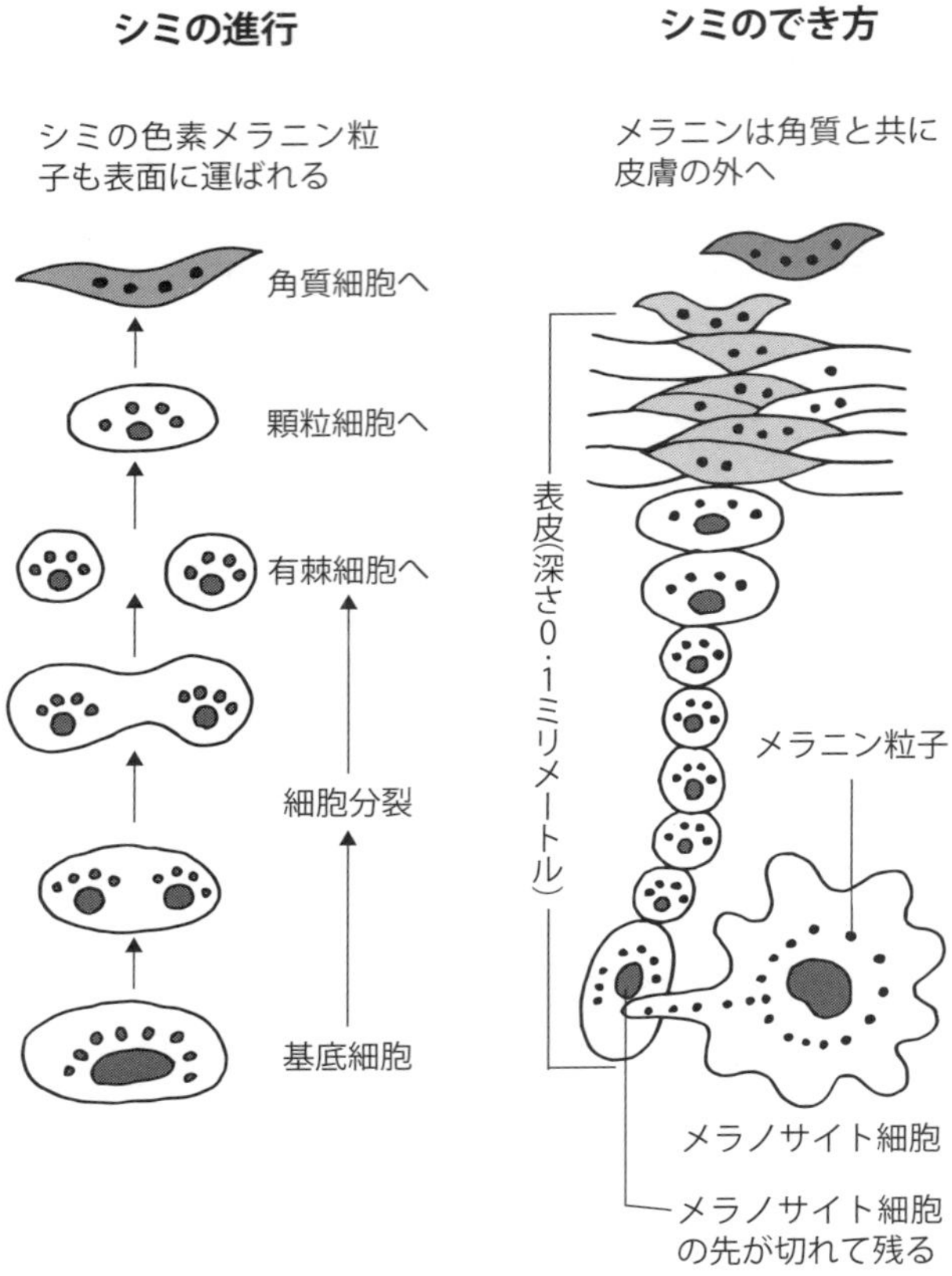

みができてしまうのです。

活性酸素はまた、肌の潤いも奪います。

肌の潤いは、ムコ多糖（ヒアルロン酸、コンドロイチン硫酸、デルマタン硫酸）の保水力によります。なかでもヒアルロン酸は大量の水を抱え込む性質があり、コラーゲン線維とエラスチンの間を埋めています。

活性酸素は、このヒアルロン酸も破壊します。肌からは潤いが失われ、皮膚が乾燥してしまうのです。

抗酸化作用、老廃物の排出作用、コラーゲンの合成促進作用などで肌が若返る

マイナス電子療法は、最初に皮膚にマイナスイオン効果を与えます。そのため、最初に肌への効果を実感する方がほとんどです。

「先生、うれしいことがあったんです」

私の歯科治療でマイナス電子療法を経験した女性患者さんは、ニコニコ（あるいはニヤニヤ）しながらこう報告してくれます。

シミやシワ、たるみが取れた。潤いが戻ってきた――。

こうしたことを、〝うれしいこと〟と報告してくれるわけです。

マイナス電子療法の肌への作用では、まず抗酸化作用があります。光老化の原因になる活性酸素を消し、無害化してくれるのです。

老廃物の排出作用（イオン効果）もあります。マイナス電子療法は血液やリンパの流れをスムーズにし、真皮の組織にたまっている老廃物を体外に排出する働きを強化します。この働きは、コラーゲンの老化を防いでくれます。

肌への効果では、コラーゲンをつくる線維芽細胞の活性化もあります。

マイナスイオンは、全身の細胞を活性化します。コラーゲンをつくる線維芽細胞も活性化され、ミトコンドリアがエネルギー（ＡＴＰ）を活発につくります。エネルギーを得た線維芽細胞は、コラーゲンづくりを活発におこなうようになるのです。

コラーゲンはたんぱく質です。線維芽細胞がコラーゲンをつくるには、材料のアミノ酸が必要です。ミトコンドリアがエネルギーをつくるには、酸素が必要です。

ここに、マイナス電子療法による血流の改善が寄与してくれます。

血流が良くなると、アミノ酸と酸素が線維芽細胞にたっぷり供給され（イオン効果）、コラーゲンをつくる環境が整います。つくられたコラーゲンはムコ多糖を抱え込み、肌に弾力が戻るとともに、潤いも戻ってくるのです。

伊豆逓信病院の広藤道男氏のグループは、マイナス電子療法が皮膚やその下の組織におよぼす影響について実験をおこなっています。

この実験では、48匹のマウスの背部の皮膚に、直径1ミリの円形の傷をつくっています。半数の24匹には毎日マイナスイオン療法（300ボルト1時間）をおこない、残りの24匹はそのままの状態で観察しています。

実験の結果、2つの群では大きな違いがありました。マイナス電子療法をおこなわないマウス群に比べ、療法をおこなったマウス群では傷跡が大きく改善されていたのです。

マイナス電子療法をおこなうと床ずれなどの治りが早いこと、ヤケドのケロイドが治ることも報告されています。

皮膚の下の細胞や組織、皮膚をつくる細胞や組織がスムーズに改善された——。

こうした症例は、この事実を物語ります。マイナス電子療法が発揮したこれらの効果は、そのまま肌への効果につながります。

我慢できない冷え性が改善される

筋肉不足も原因だが、最大の原因は血流の悪さ

女性には、冷え性で悩んでいる方が少なくありません。

「私、冷え性がひどくて大変なんです」

私の歯科の患者さんのなかにも、こう訴える方が少なくありません。

熱をつくるシステムがうまく働いていない……。

冷え性は、こう考えることができます。

身体のなかで最も多くの熱をつくっているのは、筋肉です。

とくに骨格筋は体重の40%を占め、つねに私たちの身体を温めてくれています。骨格筋がつくる熱の量は、安静時で身体全体の60%近くにおよびます。運動状態のときには、実に90%以上にも達します。

骨格筋のほかにも、熱を生み出す組織はあります。安静時に熱をつくる主な器官は肝臓20%、呼吸筋10%、心筋4%、その他2%となっています。

しかし、熱はただたくさんつくられれば良いというものではありません。そのため、

大脳の視床下部には体温をコントロールする中枢があります。ここがサーモスタットの役割を果たし、適切な体温を保つように働いています。

男性と比較し、女性は筋肉不足です。そのことが女性に冷え性の多い要因にもなっていますが、最大の原因は血流の低下です。

自律神経への作用、強心作用&末梢血管の血流改善で冷え性は治る

マイナス電子療法は、体内と血液のイオンバランスを整えます。血流をコントロールする自律神経も整えます。このことで腹部から下半身の血流が良くなり、自然と冷え性は解決されていきます。

加えて、マイナスイオンは、細胞がエネルギー（ATP）をつくる作用を高めました。エネルギーをつくる筋肉の働きが強化されれば、身体は内側から温かくなります。

もうひとつ、血流の改善には、マイナスイオン療法の心臓の働きを強化する作用（強心作用）との関連も考えられます。

心臓病の患者さんに、マイナス電子療法を試みたケースがあります。

この患者さんはちょっと動いただけで息切れし、動悸も激しく、脈拍も不規則でした。毎日この療法を試みると、1週間前後で、ほとんどの患者さんは息切れや動悸が

なくなっています。脈拍も、正しく打つようになっています。

マイナス電子療法で、心臓に栄養を送る冠状血管が広がった。そのことで心筋への栄養補給が良くなり、血流が改善された――。

心臓が弱かった患者さんの改善は、こうした作用の結果と考えられています。

また、マイナス電子療法では、心筋に含まれる酵素の働きも良くなります。この働きも、強心作用に貢献していると考えられます。

当然ですが、心臓の働きが強化されれば、全身の末梢血管への血行も良くなります。

マイナス電子療法によって末梢の血管が広がる――。

このことは、名古屋大学第一外科教室が証明しています。

末梢血管も広がれば、手足をはじめとして全身の血流はますます良くなります。こうした相乗作用の結果、マイナス電子療法は冷え症に効果を発揮すると考えられるのです。

しつこい慢性便秘が解消される

便秘ってどんなものかを知っていますか？

便秘は美容の大敵――。このことは広く知られています。

普通、2～3日以上排便がないことを便秘といいます。実際には排便回数が異常に少ないとき、乾燥した便が出るとき、排便後もいろいろ障害を抱えているときも便秘と見なされます。

普通の便秘は機能性便秘といい、次の3つに大別されます。

①習慣性便秘

便秘のなかで、最も多いタイプです。しばしば便意を我慢しているうちに、いつの間にか便秘に陥ってしまいます。

もともと人間の身体は、食物が胃のなかに入ると、結腸に強い運動が起き、継続的に内容物が直腸に移行し、それを便意として感じるようにできています。

この反応は、胃のなかにものが入っているときより、まったくの空腹状態のところへ突然、食物が入ってきたときほど激しく起こります。その反面、意識的に便意を我慢すると、簡単に消えてしまう特徴があります。

登校や出勤、育児などのため、朝食時に訪れる便意を我慢することがあります。すると、いつの間にか習慣的に便意そのものが感じられなくなり、便秘になってしまいます。これが習慣性便秘です。

②弛緩性便秘

腸そのものが弛緩していると、排便効果が低下します。これが弛緩性便秘で、高齢者や内臓が下垂ぎみの人に多い便秘です。

③けいれん性便秘

ストレスのために腸がけいれんを起こすと、便の通過がさまたげられます。

そのために便のなかの水分が腸壁に吸収され、小石のようにコロコロの便になってしまいます。これがけいれん性便秘で、精神的な緊張を強いられる職業の人に多い便秘です。

この3つの機能性便秘以外に、器質性便秘もあります。これは腸の病気が原因で起こる便秘で、腸の腫瘍や炎症、閉塞などのために便秘が起こります。

図表⑰　3種類の機能性便秘

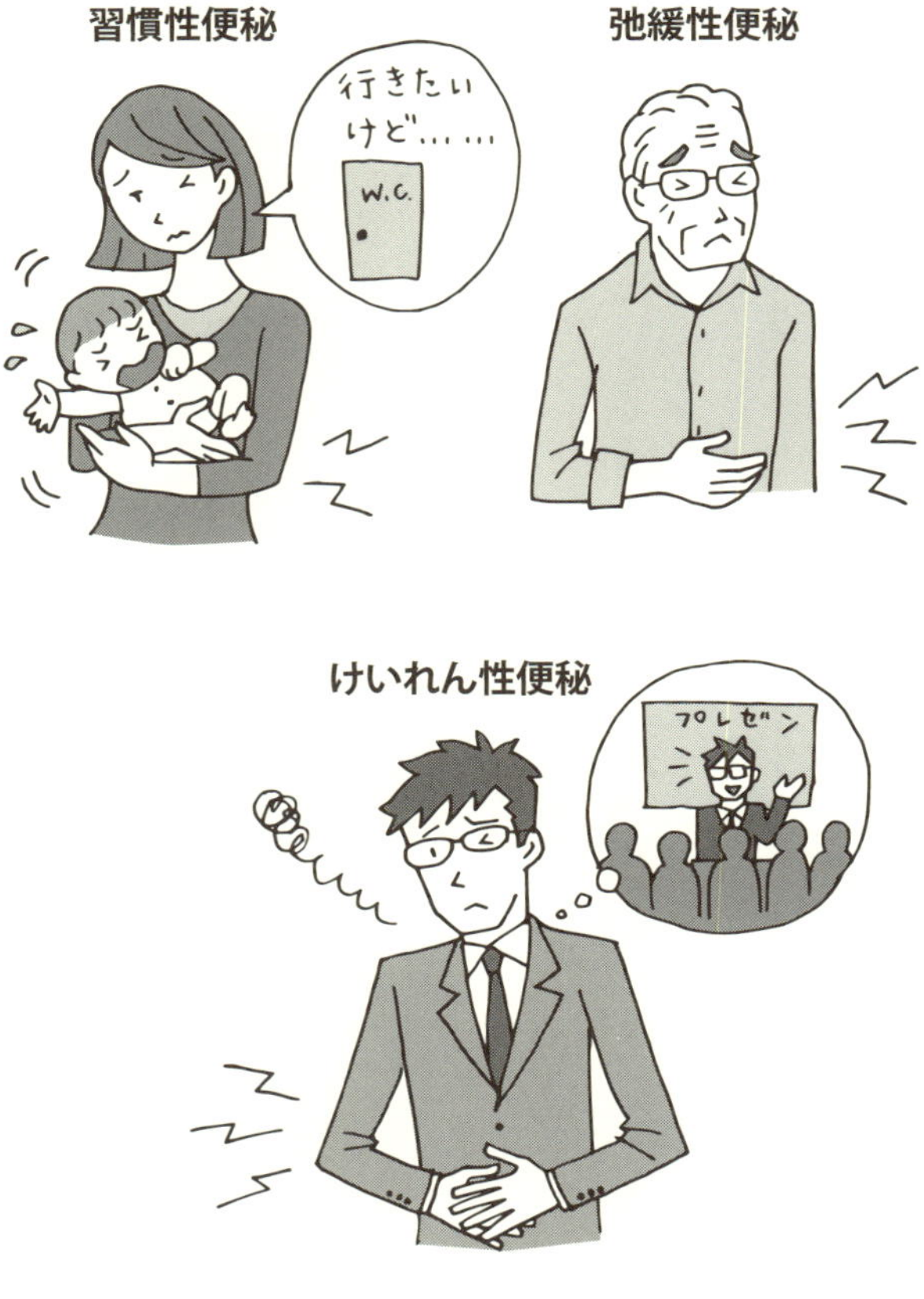

大腸の自律神経の安定から腸のぜん動運動が活発になり、便秘が治る

マイナス電子療法は、頑固な便秘にも効果を発揮します。その症例は次章で紹介しますが、効果が期待されるのは3つの機能性便秘で、器質性便秘には期待できません。腸のぜん動運動と水分吸収のバランスが取れ、直腸と肛門の動きがうまく協調していること――。

機能性便秘の改善では、ここが大きなポイントになります。何といっても、腸のぜん動運動が最大のポイントです。

マイナスイオン電子療法は自律神経を安定させ、腸のぜん動運動を活発にします。その結果、頑固な便秘も改善されます。

便秘の改善は単に便通が良くなるだけでなく、身体への良い効果にもつながります。私たちが食事をすると、腸内の悪玉菌（大腸菌やウエルシュ菌）により、腸内で腐敗物質がつくられます。

アンモニア、アミン、硫化水素、フェノール、インドール……。

これらが腐敗物質ですが、誰の腸内にも悪玉菌はいます。そのため、健康な人でも腐敗物質はつくられます。これらの腐敗物質は腸から吸収され、肝臓で解毒されます。

便秘になると、腸内で腐敗物質が大量につくられます。

肝臓の解毒作用にも限界があり、腐敗物質が大量になると肝臓が酷使されます。その結果、解毒されない腐敗物質は肝臓からあふれ出し、血液中に入ります。

便秘になると、肌荒れなどのトラブルを起こします。肌荒れだけでなく、動脈硬化やがんなど、いろいろな病気の引き金にもなります。

血液中に入った腐敗物質が、全身を回る。全身の細胞に悪影響を与え、機能に異常が引き起こされる——。

原因として、こうしたことが考えられます。

マイナス電子療法は、免疫力を活性化します。腸内の悪玉菌（大腸菌やウエルシュ菌）を減らし、善玉菌（乳酸菌やビフィズス菌）を増やします。酵素を活性化する作用もあり、腸内環境を整えます。

便秘の改善は、身体の基礎的なところからの健康づくりにも役立ってくれるのです。

私の歯科治療の女性の患者さんは、私に面と向かって便秘の話はしません。それでも、次第に肌の状態が良くなっていきます。

「ひょっとして、便秘が治ったの？」

こう問いかけると、ちょっと恥ずかしそうに「はい」と答えたりするものです。

辛い慢性頭痛が改善される

マイナス電子療法で改善される頭痛・改善されない頭痛

歯と歯ぐきを健康にし、患者さんが希望する「歯から身体の健康を守る治療」を提供したい。そして歯から全身の健康を守りたい――。

前章でお話ししたように、この願いから私は矯正歯科治療でマイナス電子療法を取り入れました。その狙いは的中し、私の矯正治療や歯周病治療に不可欠のものとなっています。

頭痛、不眠症、関節痛、便秘、皮膚トラブル、自律神経失調症、免疫力……。その治療をおこなううち、こうしたさまざまな改善報告が寄せられました。こうした作用を私が〝福作用〟と呼んだことは、すでに紹介しました。

マイナスイオンの作用については、すでにお話ししました。さまざまな症状や病気に対し、マイナス電子療法は改善症例が報告されています。

その作用と報告に基づき、本章ではこうした福作用についての私なりの考えをお話ししたいと思います。

まず、頭痛です。

ひと口に〝頭痛〟といっても、いろいろな頭痛があります。マイナスイオン療法の効果が期待される頭痛は、慢性頭痛です。

脳卒中（脳梗塞、脳出血、くも膜下出血）、脳腫瘍、硬膜外出血（血腫）、硬膜下血腫（急性と慢性）……。

これらによる頭痛は、生命にかかわる危険な頭痛です。頭痛でＭＲＩやＣＴ検査を受けると、こうした病気が発見されるケースもあります。こうした頭痛は、マイナス電子療法の効果が期待される頭痛の範疇外です。

慢性頭痛には、偏頭痛と緊張型頭痛があります。

●偏頭痛（血管性頭痛）

脈と同時にズキンズキンと頭が痛む点が特徴で、血管性頭痛ともいわれます。動くと脈が速くなり、さらに痛みが激しくなります。

偏頭痛では、いくつかの誘因やある一定の条件で頭痛の起きる人もいます。

たとえば、きつい臭いや季節の変わり目、女性なら生理前や生理中などです。なかでも、光や騒音などが偏頭痛の要因になるケースはかなりあります。

図表⑱　慢性頭痛の種類

偏頭痛（血管性頭痛）

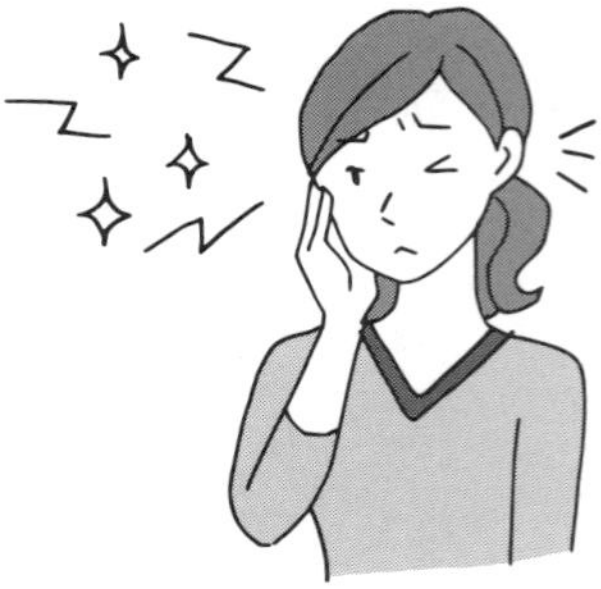

緊張型頭痛

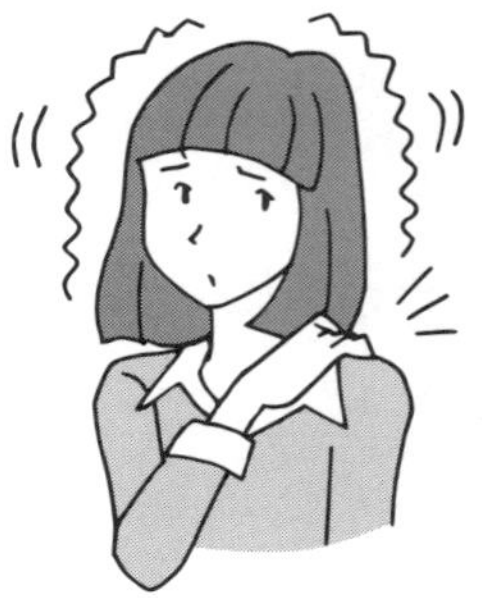

●緊張型頭痛

突然ズキズキと痛み出すのではなく、いつの間にか、首筋のほうから後頭部、前頭部にかけてジワーッと締めつけられる感じの頭重・頭痛です。たとえば、帽子をかぶったときのような感じの頭痛です。

自律神経のアンバランス調整、血流の改善で慢性頭痛が消える

慢性頭痛（偏頭痛、緊張型頭痛）は、脳自体が痛むのではありません。多くは、自律神経のアンバランスが原因です。

偏頭痛は交感神経が過度に緊張し、脳の毛細血管が収縮して起こります。その

結果として脳が酸欠になり、頭痛が起こります。

緊張型頭痛の原因は、ストレスなどで自律神経の緊張が起こり、痛みを起こす酸性の物質（乳酸など）がつくられることです。血流が悪いとその痛みの原因物質がたまり、痛みとなってあらわれるのです。

自律神経に作用し、自律神経のバランスを整える。その結果、緊張している交感神経の緊張がほぐれて血行が良くなる――。

マイナス電子療法の頭痛解消効果は、ここから生まれると考えられます。

また、マイナスイオンには、カチオン効果がありました。カチオン効果で血液が弱アルカリ性になると、酸性の疲労物質が中和されます。

さらに、イオン効果との相乗効果もあります。イオン効果により、細胞のなかの痛み物質が細胞から排出されます。その結果、頭痛が消えることになります。

また、マイナス電子療法はストレスも解消します。ストレスは自律神経のバランスを崩し、血行障害を起こして頭痛の原因になります。ストレスが解消されることで血行が改善され、頭痛の原因が取り除かれます。

「先生、このマイナス電子療法を受けると頭痛がなくなります。うれしいです」

私の歯科治療の患者さんに、こう言われる方が少なくありません。頭痛や頭重へのマイナス電子療法の臨床例は、次の第5章で紹介します。

頑固な肩こりが改善される

慢性的な肩こりの多くは、筋肉疲労が原因

慢性的な肩こりには、人間の二足歩行が関係しています。

人間が二足歩行を始めたのは、いまからおよそ400万年前といわれています。この二足歩行のおかげで、人間は他の動物とは比較にならない進化を遂げました。一方、この二足歩行は首や肩のこりの原因にもなっているのです。

人間の頭の重さは、約5キログラム。ちょうど、ボーリングのボール1個ほどの重さです。起きている間、その重さを支えている首の負担はかなりのものになります。

さらに、肩には両腕がぶら下がっています。

両腕の重さも、体重の8分の1ほどあります。しかも、腕はただぶら下がっているだけでなく、重いものを持ち上げたり、力を入れて何らかの動作をしたりします。

頭痛と同じく、慢性的な肩こりの多くはこうした筋肉の疲労が原因です。筋肉疲労

で痛みを起こす物質（乳酸など）がつくられ、それがとどこおると肩こりを起こすのです。

痛みの原因物質がとどこおると、その物質がストレスとなり、さらに筋肉の緊張を招きます。痛みを招く物質がさらにたまり、それがまたストレスとなってさらに肩こりが……という悪循環が起こります。

乳酸がたまって硬くなった組織は、血液が通りにくくなっています。そのため、一度こりができるとなかなか治らず、こりが慢性化してしまうのです。

肩こりの原因には、精神的なストレスもあります。

精神的なストレスが加わると肩の筋肉が緊張し、筋肉が収縮して硬くなります。血管が圧迫されて血行も悪くなり、肩こりを生じるのです。当然、痛みの原因物質も関係してきます。

パソコン作業で長時間同じ姿勢でいたり、不自然な姿勢を続けていたりすることも、肩こりの原因になります。肩周辺の筋肉をこわばらせ、痛みの原因物質がつくられ、血行が悪くなってしまうのです。

筋肉の緊張を取る、血流の改善、ストレス解消などで肩こりは解消される

「ひどい肩こりが、ウソのようになくなった。マイナスイオンってすごいですね」

私の患者さんは、頭痛と並び、肩こりが消えたこともよく報告されます。

その秘密は、マイナス電子療法は自律神経に作用し、交感神経の緊張をやわらげることにあります。副交感神経が優位になり、筋肉の緊張が取れるのです。

全身の血流もリンパの流れも改善され、肩こりへの相乗効果が生まれます。

副交感神経の働きで筋肉の緊張が取れ、血液循環が改善される――。

肩こりの解消では、ここが大きなポイントになります。

肩こりの解消では、頭痛解消と同じメカニズムも働きます。

まず、マイナスイオンは、血液を弱アルカリ性にします（カチオン効果）。弱アルカリ性の血液は、酸性の痛みの原因物質（老廃物）を中和します。

加えて、その原因物質を排出する作用（イオン効果）もあり、この作用からも肩こりのみならず、腰痛などの慢性痛も改善されます。

夜、眠れない……。その不眠症が改善され、うつの予防にも

自律神経のオン・オフがうまくいかないと、不眠症やうつになる

夜、眠れない……。

これが不眠症で、睡眠・覚醒障害の一種です。

睡眠時間は人によって異なりますが、8時間睡眠とすると人生の3分の1、6時間睡眠でも人生の4分の1を寝て過ごすことになります。現代では寝つきが悪い人、不眠症に悩む人が非常に増えています。

現実に、日本人の5人に1人は不眠の悩みを抱えているといわれています。

睡眠が不足し、起きているときが辛かったり、生活上に不都合が生じたりします。毎日この状態が続くと、仕事に支障をきたしたり、居眠り運転をしてしまうなど、社会生活にも影響を与えます。生活習慣病、高血圧症、うつ病などに不眠症がかかわっていることも問題になっています。

昼は活動し、夜は眠る……。

意識することがなくても、これが人間の自然のリズムです。人間の身体全体の生理

は、活動（オン）と休息（オフ）という自然のリズムで動いています。

このオンとオフの切り替えで働いているのが、自律神経です。自律神経がアンバランスになると、不定愁訴があらわれます。不眠は、その症状のひとつです。

夜は交感神経のスイッチを切り、副交感神経が優位な状態で休息すべき時間です。しかし、自律神経のバランスが崩れると、自律神経の切り替えがうまくいきません。交感神経のスイッチがうまくオフにならないため、副交感神経がオンになりません。活動している状況から解放されないため、眠れないのです。

自律神経のアンバランスが改善され、不眠症は解消される

マイナス電子療法は、不眠症に効果を発揮します。

マイナス電子療法の考案者である高田博士は、不眠症へのマイナス電子療法の効果を次のように紹介しています。

「不眠のため毎晩睡眠剤を飲まないと眠ることのできない患者を真性不眠症といい、そのうち強度の不眠症患者20名に負電荷療法（マイナス電子療法）をしたときの成績を報告します。

これらの患者のなかには20～40年の長い間、毎晩睡眠剤を続けて飲んでおり、また

は強い薬を常用している強度の不眠症患者も含まれております」

睡眠薬を毎晩常用している不眠症患者のマイナス電子療法の効果を総括します。

☑即効型といって、たった一度の治療でその日の晩から睡眠剤なしで熟睡できた人が全患者の20％を占めた

☑これに対して遅効型といって、初めのうちは効果がなく、数十回、もしくは60～100回の治療後にやっと睡眠剤なしでよく眠れるようになった患者が40％あった

☑残りの5％ではそれ以上長く、2～3年間も治療を続けたがほとんど無効であったので、この患者を無効型とした

広藤道男氏も、不眠症への効果を報告しています。

「マイナス電子療法をおこなうと、治療中にぐっすり寝てしまう患者さんがいます。これはマイナスイオンによって自律神経のバランスが整い、リンパの流れも正常となるために、血液も十分に全身の毛細血管まで届き、脳のベータエンドルフィン（幸せホルモン）を大量に出すための効果と考えられる」

不眠症だった私の患者さんも、熟睡効果を体験しています。それればかりか、歯科治療の患者さんにマイナス電子療法をおこなうと、治療中に寝てしまう人もいます。

「不眠気味で眠れませんでした。これほど気持ち良く寝たのは、何ヵ月かぶりです」

何ともスッキリした顔で、こう言われたことを思い出します。

関節痛などの身体の痛み(慢性痛)が改善される

関節痛や関節リウマチの痛みは、免疫力による炎症がかかわっている

マイナス電子療法は、身体の痛みも改善します。身体の痛みにもいろいろありますが、ここでいう痛みは主に関節痛と関節リウマチの痛みです。

まず、関節痛です。

関節痛では、膝関節の痛みで悩んでいる人が多くいます。膝関節の痛みは、免疫によって引き起こされる関節の炎症が原因になります。

肥満などで膝関節に過剰な圧力がかかると、膝関節の軟骨が磨耗して抗原となります。そのため免疫反応が起こり、膝関節に炎症が起こります。ひどくなると関節は腫れ、関節に痛みを生じるようになります。

関節リウマチも、関節炎です。原因はまだハッキリわかっていませんが、自己免疫の病気と考えられています。

30〜50歳代の女性に多く見られ、発症率は男性の3〜4倍にのぼります。

ときどき起こる関節の痛みで始まるものが多く、とくに手足の関節に早い時期から強い症状が見られます。きわめて多い症状が、「朝のこわばり」です。これは、朝起きるときに両手指の関節が腫れぼったくこわばり、動かしにくくなるものです。

進行すると、関節が腫れて痛むようになります。さらにひどくなると変形したり、動かなくなったりします。

関節以外に、しばしば全身倦怠や微熱、食欲不振、体重減少などの全身症状をともないます。皮下に、小さなしこり（リウマトイド結節）ができることもあります。シェーグレン症候群（目が乾燥してかゆくなる）や間質性肺炎などを引き起こすことも少なくありません。

鎮痛作用と免疫力の調整で、関節痛が解消される

マイナス電子療法をおこなうと、膝関節炎が改善します。関節の痛みも、腫れも解消されます。

鎮痛作用と、膝軟骨組織の強化と免疫反応の調整（コントロール）——。効果があらわれる要素として、これらが考えられます。

関節リウマチにも、マイナス電子療法は効果を発揮します。

マイナス電子療法は、アトピー性皮膚炎や花粉症への効果が報告されています。第2章でお話ししたように、こうした病気は免疫の〝暴走〟が原因です。アトピー性皮膚炎や花粉症への効果の理由として、マイナス電子療法による免疫力の調整（コントロール）が考えられます。

関節リウマチも免疫の暴走が原因と考えられ、同様のことが推測されます。免疫力の調整効果が発揮された結果、関節リウマチの症状や関節の痛みがやわらぐと考えられるのです。痛みの軽減には、マイナスイオンによる鎮痛作用がかかわっていることはもちろんです。

私の患者さんでも、「関節の痛みがなくなった」と喜んでいる方が少なくありません。

関節痛や関節リウマチなどへのマイナスイオン療法の症例も、次章で紹介します。

認知症の改善にも期待が持てる

認知症には4つのタイプがある

ここまで、私の歯科治療の患者さんが体験した福作用についての話をしてきました。「先生、私、認知症が怖いんです。マイナス電子療法は認知症の改善とか予防に効果は期待できないんでしょうか？」

あるとき、患者さんからこんな相談を受けました。

認知症は、いまや日本が直面している大きな問題です。患者さんの増加は、社会問題にすらなっています。

認知症とひと口にいっても、4タイプがあります。

①アルツハイマー型認知症……認知症の6割がこのタイプといわれている。原因は、アミロイドβたんぱくが脳に増えることと考えられていた（アミロイド仮説）。現在、この「アミロイド仮説」は否定され、原因はまだ解明されていない

②前頭側頭型認知症（ピック病）……脳の前方（前頭葉から側頭葉）に障害が起こる。

認知機能はあまり低下しない（認知機能をつかさどる頭頂葉には問題がないため）が、急に非常識で反社会的な行動を取るようになる

③レビー小体型認知症……レビー小体という脳に病変を起こす悪玉たんぱく質が、脳のいたるところにあらわれる。元気がなくなってふさぎ込むため、うつ病と間違われることもある

④脳血管性認知症……大脳を養っている脳の血管が血栓などで詰まり（脳梗塞）、血流が悪くなって起こる。毛細血管で梗塞が起きている場合、本人も気づかないことが多い。脳出血や脳梗塞を起こして手術を受け、その後遺症として発症が残ることもある

いずれにしても、認知症になると介護に当たる家族が大変です。少子高齢化時代でもあり、〝老老介護〟が必要になるケースが少なくありません。ここに、認知症が社会問題になる大きな要素があります。

脳細胞の活性化や血行改善などで、脳血管性認知症に効果が報告されている

認知症へのマイナス電子療法では、脳血管性認知症に改善効果が報告されています。

自発性や記憶力が改善されたのですが、その報告は第5章で紹介します。

なぜ、脳血管性認知症にこの療法が効果を発揮するのか？　そのメカニズムとして、次のようなことが考えられています。

マイナス電子療法は、脳の神経細胞を活性化させます。マイナスイオンでATPアーゼが活性化すると、ミトコンドリアがエネルギー（ATP）をつくりやすくなります。そのエネルギーで、神経細胞が活性化するわけです。

マイナス電子療法には、自律神経の改善作用や傷を治す作用もありました。

自律神経の改善は、血流を増加させます。傷を治す作用は、血管壁の改善・強化につながります。この2つの働きで脳の神経細胞には栄養と酸素がしっかり供給され、ミトコンドリアがエネルギーをつくりやすくなります。

健康なうち（あるいは、発症の芽＝小さな梗塞ができていても）にマイナス電子療法をおこなえば、脳血管性認知症の予防が期待されます。

脳血管性認知症の予防では、活性酸素を消す作用も働きます。

活性酸素は、ＬＤＬ（悪玉コレステロール）を酸化します。マクロファージ（大食細胞）は血管内に入ったＬＤＬを食べ、死にます。このマクロファージの死骸が脳の血管に詰まって脳動脈の硬化を招き、脳梗塞の原因になります。脳梗塞が起これば、脳血管性認知症のリスクが高まります。

マイナスイオンには、活性酸素を消す働きがありました。脳梗塞の予防で働いてくれ、脳血管性認知症の予防につながります。もちろん、そこには血栓をつくらないような食生活への留意、生活習慣の見直しも当然、求められます。

「アルツハイマー型認知症、前頭側頭型認知症（ピック病）、レビー小体型認知症はどうなの？」

こうお聞きになりたいところでしょうが、現在まで、これらの認知症に対するマイナス電子療法の報告はおこなわれていません。

マイナス電子療法の作用と効果を考えるとき、「これらの認知症にもそれなりの改善効果は期待できるのではないか」という思いと期待はあります。ただ医学的に実証されていないため、今後の臨床研究を待ちたいところです。

第5章

肌トラブル・便秘・頭痛・不眠症などで証明された、マイナス電子療法の効果

大学医学部や病院で証明されたマイナス電子療法の効果

歯科治療を通じて、私はマイナス電子療法の〝福作用〟を経験しました。前章で、私なりにその狙いをお話ししました。

マイナス電子療法は、大学医学部や病院でも利用されてきました。東邦大学医学部、広島大学医学部、北海道大学医学部、北海道大学第一内科、名古屋大学医学部、新潟大学医学部、伊豆逓信病院内科、愛知県足助病院、関東逓信病院、広島記念病院、兵庫県立病院内科、文化村診療所……。

実験や臨床から、こうした大学や病院から多くの効果が報告されています。その効果は、次のように実に広範囲にわたっています。

☑アレルギーに関するもの……花粉症、アトピー性皮膚炎、小児ぜんそく、成人ぜんそく、顔面湿疹、ジンマシンなど

☑ウイルスや細菌に関するもの……感冒（インフルエンザ）、扁桃腺肥大、ウイルス性肝炎など

☑脳・神経系に関するもの……うつ病、不眠症、神経痛、顔面神経マヒ、脳軟化症、

自律神経失調症、認知症など

☑心臓・血管に関するもの……高血圧、低血圧、不整脈、動脈硬化、狭心症、心筋梗塞、心臓弁膜症、貧血症など

☑呼吸器に関するもの……結核、肺浸潤など

☑消化器系に関するもの……胃潰瘍、十二指腸潰瘍、慢性腎炎、肝炎、肝硬変など

☑放射線に関するもの……原爆の被曝、がんの放射線治療など

☑がんに関するもの……甲状腺がん、食道がん、胃がん、肝臓がん、大腸がん、乳がん、子宮がん。抗がん剤治療など

☑関節に関するもの……関節症、関節炎など

☑皮膚に関するもの……シミ（肝斑）、乾癬症、強皮症、床ずれなど

☑その他……白内障、リウマチ、腰痛、妊娠のつわり、頻尿症、慢性便秘、網膜出血、スモン病、シャイ・ドレーガー症候群、ベーチェット病など

マイナス電子療法は、ここまで多彩で広範囲な効果をもたらします。

マイナス電子療法は対症療法ではなく、原因療法である――。

こうした多彩な効果は、マイナスイオンの本質を証明します。その本質に思いを馳

せるとき、私は東洋医学の知恵を感じます。

マイナス電子療法は、東洋医学でいう気・血・水と陰陽のバランスを整える。その結果、全体としてバランスの取れた人間本来の心身を取り戻す――。

私はこう考えますが、この思考しか理解の途はないと思います。

これまでに報告されたマイナス電子療法の症例のうち、歯科治療を通じて私が報告を受けた福作用に関するものを抜粋・引用してここで紹介します（〝療法〟とは、マイナス電子療法のこと）。なお、西洋医学の医師・研究者による報告のため、東洋医学的なアプローチはありません。報告者の肩書きは、報告当時のものとしています。

皮膚（肌）に関する症例

●顔のシミ（女性／37歳）

［報告者］高田蒔（東邦大学教授）

治療を受けたが改善せず、最悪の状態となる。療法を始めると34回目で顔のシミは目立たなくなり、左の目尻にただ1ヵ所だけ小さなシミを残すのみで改善した。

●顔面湿疹（女性／28歳）

［報告者］高田蒔（東邦大学教授）

顔面湿疹のためにミノファーゲンCの注射を受けたが改善しないので、療法を開始。25回頃には改善が始まり、6ヵ月目には改善した。

便秘などに関する症例

●慢性便秘（女性／62歳）

［報告者］橋本善雄（名古屋大学医学部教授）／竹内荘冶（愛知県足助病院院長）

便秘症で浣腸、または下剤を飲まないと十分な排便がない。療法15回目くらいで自然排便できるようになり、いままでにない爽快感を得るほど改善された。

●便秘など

［報告者］竹内荘冶（愛知県足助病院院長）

ほとんど全症例の患者さん（約1万2000人＊筆者注）において、快眠・快便・快食が得られ、不眠・便秘・食欲不振などの訴えが少なくなり体重増加をきたした。

＊結核性結膜炎、腸管癒着症、数年にわたりほとんど毎日腹痛を訴えていた患者さんが、便通が良くなり、鎮痛剤の投与がずっと少なくなった。
＊眼底充血、偏頭痛、球結膜下出血、過度の飲酒と不眠過労等により、網膜毛細血管が著明に充血し、視力低下と偏頭痛をきたした患者さんが、わずか2〜3日の療法で視力回復と強度の偏頭痛が取れた。

頭痛・頭重などに関する症例

●高血圧による頭痛、頭重など（女性／50歳）

［報告者］高田蒔（東邦大学教授）

血圧が230㎜Hgあり、頭痛、頭重、のぼせ、不眠などのために勤労意欲がまったく喪失した状態だった。数回の療法で一挙に血圧が33〜47㎜Hgも降下。その後2ヵ月間は毎日療法を続けたところすべての症状が改善された。

●自律神経失調症による偏頭痛など（男性／25歳）

［報告者］桂重鴻（前新潟大学医学部教授）、川上正（川上内科院長）

図表⑲　自律神経異常兆候の変化

症状		例数（名）	正常化	改善	好転（%）
手足の	冷え症	10	8	2	100
	ほてり	4	3	1	100
顔　色	蒼白	9	6	3	100
	紅潮	5	2	3	100
発汗過多		14	11	3	100
内臓神経症		16	13	3	100
易疲労性		16	9	7	100
睡眠障害		16	9	4	81
		3名（19%）が不変			
尿意頻数		4	4	0	100

出典：『細胞活性がなかなか治らなかった病気を改善する！』寺沢充夫著／ごま書房新社

極度の疲労感、食欲欠損、偏頭痛、関節痛が激しく入院した。療法の併用開始。5回目から疲労感はなくなり、19回目には改善に効果があり、30回目で全治退院した。

●自律神経失調症による頭痛など

［報告者］広藤道男（伊豆逓信病院）

自律神経が狂うと、ストレスを受けやすくなり、各臓器間の電位がバラバラに乱れ、自律神経失調症や心身症、ノイローゼなどになってしまいます。

頭痛や不眠、イライラ、さらには低血圧症候群や朝のつらさ、目まいや立ちくらみなどを訴える人が急増していますが、この原因はストレス過剰による自律神経失調によるものです。

自律神経には、交感神経と副交感神経があります。交感神経は身体を緊張させ、副交感神経は身体の緊張を和らげる働きがあります。

競争社会、情報化社会の現代では、朝から晩まで緊張が続き、ストレスがかかって身体も心もクタクタに疲れています。しかも、美食、過食による酸性食の過剰摂取で血液が酸性化（ドロドロ）し、より一層ストレスを受けやすい酸性体質になってしまいます。

療法は幸せ感を増加させるベータエンドルフィン（幸せホルモン）を活性化させるため、ストレスから心身を解放するのに役立ちます。137ページの図表でわかるように、伊豆逓信病院で療法を自律神経疾患の患者さんに施した場合、その改善が著明にあらわれます。

不眠・不眠症に関する症例

●ノイローゼによる不眠症（女性／70歳）

[報告者] 高田蒔（東邦大学教授）

20年来、心臓ノイローゼによる強度の不眠症のため、毎晩必ず睡眠剤を服用しなければ眠れなかった。療法を始めたその夜から、睡眠剤なしで安眠できるようになる。その後、睡眠剤を必要とせず、色ツヤも良くなり、つねに若々しさを保っている。

●不眠症（男性／84歳）

［報告者］高田蒔（東邦大学教授）

40年来頑固な不眠症にかかり、毎晩、強力な睡眠剤（バルビタール系）を服用し続けていた。療法50回で、睡眠剤なしに安眠できるようになった。

●神経衰弱による不眠症（女性／27歳）

［報告者］高田蒔（東邦大学教授）

日赤病院で腎結核（右側）と診断され、腎臓摘出の必要があると宣告された。そのことを苦にして強度の神経衰弱となり、毎晩ほとんど一睡もできなくなった。療法を始めたところ、その夜から熟睡できるようになった。自覚症状もなくなり、治療を60回で終えたが、その後もますます健康を回復し、1年後には復職。その後、南アルプス連峰も制覇している。

●不眠症（女性／67歳）

［報告者］高田蒔（東邦大学教授）

20年前から心悸亢進症が起こり、さらに強度の不眠症のため、毎晩必ず睡眠剤を服用していた。たった1回の療法で改善し、その後も療法を続けて心悸亢進や不眠、不調もなく元気になった。

●ノイローゼによる不眠症（女性／37歳）

［報告者］高田蒔（東邦大学教授）

20年来の心臓ノイローゼと不眠症から、ある精神科の病院に収容されている。電撃療法や持続睡眠療法などを受けて2ヵ月後に仮退院するが、主治医から「もはや回復は不可能だろう」と言われている。

自宅では不眠症とノイローゼのためにトランキライザーを濫用したが、少しも効果がなかった、療法を試したところ、不眠症は1ヵ月後に全快し、精神状態も安定し、普通の仕事ができるようになった。

●高血圧による不眠、食欲減退など（男性／38歳）

［報告者］高田蒔（東邦大学教授）

約1年前に目まいをきたし、卒倒。血圧は195㎜Hgで、50日間入院していた。その後また悪化し不眠、食欲減退、作業欲喪失などを訴える。療法を施したところ、7回の治療で安眠できるようになり、顔色も良くなり、血圧も145㎜Hgに下がり、15回目の治療で血圧が138㎜Hgとなった。食事もおいしく食べられ、作業欲も再びあらわれ、勤務に精励できるようになった。

ぜんそくに関する症例

●ぜんそく（男性／39歳）

［報告者］桂重鴻（前新潟大学医学部教授）、川上正（川上内科院長）

発症してネオフィリン、アレルギン、エフェドリン、プレドニゾロンなどを使用したが、すべて効果がなかった。療法を開始、毎日1日1時間の治療をおこなう。4回目から発作は軽くなり、37回目には気管支ぜんそくは改善した。

●ぜんそく（女性／55歳）

［報告者］桂重鴻（前新潟大学医学部教授）、川上正（川上内科院長）

21歳のときに発症、26歳頃からは毎日ぜんそくの発作があり、悪化していた。療法を開始して4回目頃から発作のない日もあり、12回目で改善した。

●ぜんそく（男性／40歳）

［報告者］桂重鴻（前新潟大学医学部教授）、川上正（川上内科院長）

20代から毎年、秋冬期にかけて発作があった。コルフィリン、ボスミン、ベナドリン、さらにネオフィリンなどで治療していたが、効果がなかった。療法を併用して治療を開始すると、53回目で改善退院した。

●ぜんそく（男児／6歳）

［報告者］広藤道男（広島記念病院内科）

2年前から、毎年春先になるとぜんそくの発作で苦しんでいた。病院にくると、ベッドに座ったまま呼吸ができなくなっていた。エフェドリンを注射すると、間もなく楽になる。翌日から療法を開始、3日後には1人で幼稚園に通えるようになる。その後、幼稚園の帰りに病院に立ち寄り、自分で治療して帰宅するようになった。1ヵ月で治療を終了した。

●ぜんそく（女性／43歳）

［報告者］広藤道男（関東電気通信局健康管理所所長）

35歳で発症、1年半ほど入院して減感作療法を受ける。注射液の濃度が高くなると発作を起こすため、治療ができずに退院。間もなく発作が起こって療法を受けるが、20分ほどで熟睡状態になる。治療前は呼吸できずに苦しんでいたが、30分の治療で正常に呼吸できるようになる。48回の治療後は、免疫グロブリン値もほぼ正常値にもどる。その後は自宅で療法を続け、正常に生活できている。

神経痛・関節痛などに関する症例

●神経痛（女性／62歳）

［報告者］橋本善雄（名古屋大学医学部教授）／竹内荘治（愛知県足助病院院長）

20年近くも、首筋から背中にかけて重い鈍痛に悩んでいた。疼痛が激しくなると、胸がつかえるようになって食欲もなくなっていた。療法をおこなったところ疼痛は去り、食欲も進み、快眠もできるようになった。

●神経痛（女性／82歳）

［報告者］高田蒔（東邦大学教授）

30年来三叉神経痛で、一般（病院）の治療を受けたが軽快しなかった。療法を始めたところ、2ヵ月で快癒した。この女性はその頃、転倒して腸骨に亀裂を生じ歩行も不自由だったが、これもまた数ヵ月で杖なしで歩けるようになった。

●関節リウマチ（女性／44歳）

［報告者］橋本善雄（名古屋大学医学部教授）／竹内荘冶（愛知県足助病院院長）

右足の関節が腫れて疼痛もあり、足の痛さで歩くことができなかった。療法を試みると、30〜40回くらいの治療で完全に歩くことができ、痛みもなくなった。

●多発性リウマチ（女性／32歳）

［報告者］橋本善雄（名古屋大学医学部教授）／竹内荘冶（愛知県足助病院院長）

上肢と下肢、ことに手や足の関節が次々と腫れて激痛をともない、9年間にわたり半臥床を余儀なくされていた。療法を開始すると間もなく軽快し、疼痛も去り、歩行も楽になった。1年半近く続けて、八分どおり治癒。その後4年ほどして再発したが、自宅で療法を再開。その後はたいした苦痛もなく、日常生活が送れるようになっている。

●デュプレー氏病による関節痛（女性／77歳）

［報告者］高田蒔（東邦大学教授）

2年前からデュプレー氏病にかかり、左側の肩関節あたりが硬直し、五指も彎曲したまま開くことができず、コーチゾンも無効だった。療法をおこなったところ、13回で関節痛は軽快し、40回で髪を整えることもでき、帯も締められるようになった。その後ますます健康になり、知人からは「10年も若返ったようだ」と言われたという。

●急性膝関節炎（女性／54歳）

［報告者］橋本善雄（名古屋大学医学部教授）／竹内荘治（愛知県足助病院院長）

急な膝関節の腫れで疼痛がひどくなり、患部の熱感が激烈だった。発病後2日目に療法を受けたところ、関節の痛みは治療中になくなり、炎症もあっけなく消えた。その夜は布団の上に楽に座ることができ、9回の療法で完全に治癒した。

●膝関節炎（男性／61歳）

［報告者］高田蒔（東邦大学教授）

膝関節炎にかかり、外科的治療を受け関節液を排除されたが、軽快はしなかった。外科治療を止めて療法を開始すると、30回の治療で疼痛は急速に減退し、完全に治った（老人に見られる神経痛、坐骨神経痛、腰痛、肩関節周囲炎などは療法で比較的容易に改善する）。

●膝関節炎（女性／59歳）

［報告者］橋本善雄（名古屋大学医学部教授）／竹内荘治（愛知県足助病院院長）

両側膝関節痛が悪化し、足を曲げることができなくなった。さらに両側膝関節に関節液がたまるようになり、他の病院で10回程度穿刺排除を受けたが、2〜3日すると再び元の状態になり、痛みが去らなかった。療法を試みたところ、関節液はまったくたまらなくなる。その後、療法を中止しても、関節痛は起こらなくなった。

●神経痛、膝関節炎（女性／59歳）

［報告者］橋本善雄（名古屋大学医学部教授）／竹内荘治（愛知県足助病院院長）

激しい腰痛があり、降雨の前には涙の出るほどの激痛があった。12月初旬から療法を始めたところ、注射や薬物療法をおこなわなかったが、ただ1回の治療で腰痛も楽になり、3回で腰痛が消えると同時に、膝関節炎の疼痛も消えた。引き続き治療をおこなったところ、1週目から視力が良くなり、読書をしても楽に読めるようになった。

●腰の疼痛（男性／50歳）

［報告者］橋本善雄（名古屋大学医学部教授）／竹内荘治（愛知県足助病院院長）

毎年、寒い時期になると、長時間座っていたあとに腰に疼痛が起こり、立ち上がるのも大変な状態だった。療法を2ヵ月間続けたところ症状が消え、その後2年経ってもまったく腰の痛みを感じなくなった。

免疫力に関する症例

●感冒（男性／50歳）

［報告者］広藤道男（関東電気通信局健康管理所長）

10年来、感冒（インフルエンザ）にかかりやすい状態が続いていた。仕事が忙しい時期は風邪が抜けない状態で、ときには気管支炎も併発していた。自宅で療法を開始した結果、よく眠れるようになり、疲労も少なくなって食欲が出てきた。

この年は6月と7月に1回ずつ感冒にかかっただけで、夏以降はまったく感冒にかからず、毎年の夏バテも出なかった。

●感冒（男性21人、女性14人）

［報告者］広藤道男（関東電気通信局健康管理所長）

2年間（1973年5月～1975年3月）に、感冒にかかりやすい35人（男性21人、女性14人）に療法をおこなった。その結果、感冒にかかりやすかった（1年に6回以上感冒にかかっていた）15人中の6人がまったく引かず、9人は1～2回だけ軽い感冒にかかっただけだった。また、1年に2〜3回感冒にかかる20人は、まったく引かなくなっている。

認知症に関する症例

●糖尿病、脳動脈硬化症、脳血管性認知症（男性／63歳）

［報告者］広藤道男（難病治療研究所所長）

糖尿病が50歳で発見されて治療を始めたが、すでに脳動脈硬化が進行していた。次第に下肢の末梢神経が鈍くなり、循環不良のため歩行動作が鈍くなる。同時に、床に臥している時間が増え、ついに尿失禁のためにおむつを使用する状態となったため、妻や嫁の介護の負担が増加した。

この頃から他人の言葉も理解できなくなり、記銘力も不能。意味不明なことを話し、1分前のことも思い出せなくなる。さまざまな検査と所見から、明らかに糖尿病を基礎とした脳血管性認知症で、脳萎縮因子が増加しつつあることが認められる。

64歳の夏から、在宅で療法を開始する。

初めから尿量が増加し、治療開始後1週間で著明に多量となる。2週間目から尿量も正常、尿意を伝えるようになったので尿瓶で採尿できるようになった。

1ヵ月後から、尿意を伝えたときにトイレまで連れていけるようになる。会話をするようになり、食欲も出てきて記憶も良くなる。このため、妻と嫁の介護は非常に楽になった。2ヵ月後から、自分1人で用便にいけるようになる。

治療を始めて1年目には家人の介護はまったくなしに、ほとんど1人で家庭生活ができ、庭も歩けるようになっている。

●脳血管性認知症、多発梗塞性認知症、椎骨脳低動脈循環不全（女性／77歳）

［報告者］広藤道男（難病治療研究所所長）

70歳の頃から認知症を発症し、年ごとに記銘力がなくなり、会話も不能となる。トイレや自分の部屋もわからなくなるが、自分の家であることはわかっていた。

76歳の頃、美容院の帰りに真っ直ぐ歩けなくなり、道路にしゃがみこんで家人に連れて帰ってもらったことがあった。同じ状態をその後3度も経験したため、椎骨脳低動脈循環不全と診断される。

血圧は、ときに200／90㎜Hgになることがあった。ただ、いつも悪い状態というわけではなく、良い状態と悪い状態が交互にあらわれ、良いと思っていると5日くらい悪くなることを、年に3回以上繰り返していた。

治療ではまず血圧を安定させるために、血圧が１６０／80㎜Hg前後を推移する量の降圧剤を使用する。

さらに、在宅で療法を開始したところ、7回で失禁が消失。次第に曜日がわかるようになり、記憶も良くなってくる。30回目頃には、週1回おこなわれる地域の会合の準備のため、鉛筆で自分のことをメモできるようになり、お客とニコニコして話をするようにもなる。熟睡して10時間は眠るようになり、昼は編み物や庭の掃除をするようになる。

その後、毎日1日3回無限軌道の歩行器で、ゆっくり1回30分ずつ歩き、仰臥位で腹筋運動をしている。このため、治療前は62キロあった体重が、53キロになっている。その後、81歳になっても血圧も安定し、普通の生活が送れるようになった。

●脳動脈硬化症、脳血管性認知症（男性／74歳）

［報告者］広藤道男（難病治療研究所所長）

70歳のときから、物忘れが強くなっていた。会話も難しくなり、同じことをたびたび言うようにもなっている。

73歳の春、トイレにいく途中に意識不明で倒れる。翌日には不随だった右半身の状態も消失するが、念のために広島市民病院に入院する。

検査の結果、脳動脈硬化健忘症と診断される。入院時よりアレビアチン０・２グラム、フェノバール０・１グラムを毎日服用し、４週間で退院する。しかし、同年の10月から物忘れがひどくなり、その後は２秒後のことも忘れてまったく会話できなくなる。意味不明なことも話すようになり、再び入院する。

退院後、在宅で療法を毎日30分おこなったところ、１ヵ月後には体力も出てきたので60分に延長。１２０回までに次第に記憶が回復し、家庭のことや１ヵ月前のことも思い出すようになり、会話も普通にできるようになる。種々の判断も可能となり、その改善には目覚ましいものがあった。

エピローグ

「量子波動器」で周波数の乱れを計測、感情と食生活に目を向けて改善のスピードを上げる

「量子波動器」は、ロシアが宇宙飛行士の健康管理のために開発した

銀座や刈谷市にある私のクリニックには、「量子波動器」というユニークな装置もあります。名前を「メタトロン」といい、ロシアが宇宙飛行士の健康管理などのために開発したものです。

ここまでお話ししたマイナス電子発生器は、治療器です。メタトロンは検査機器であり、治療器でもあるのです。このメタトロン波動は、マイナスイオンを導入してからさらに効果的に生体を修復する方向に振動させ、細胞を元気にしていきます。

メタトロンを導入したのは、私が体調の不調に陥ったときです。不調の原因を探るために、日本で初めてこのメタトロンを導入しました。

ここで、メタトロンの原理を詳しくお話しするスペースはありません。〝量子〟とついているように難解でもあり、簡単にその原理を説明することにします。

すべてのものには、固有の周波数（振動数）がある――。

メタトロンは、この考え方がベースです。

身体の臓器にも、固有の周波数があります。

私たちの身体は、元素からできています。元素には、固有の周波数があります。その元素からできているいろいろな臓器にも、固有の周波数があるのです。臓器の調子が乱れてくるとその周波数も乱れ、不安定になってきます。

メタトロンには理論上、最適の周波数がデータベース化されています。

その周波数と、実際に測定した周波数とを比較します。どの程度の差異やノイズがあるかを測定し、身体の状態を12段階で類推します（ソフトは進化しています）。

仮に、メタトロンで肝臓の周波数に乱れがあるという結果が出たとします。この場合、肝臓にいま病気があるというわけではありません。

もしかしたら、肝臓に問題があるかもしれない。あるいは、肝臓の病気になりやすいかもしれない……。

メタトロンの測定結果は、こうした可能性を予測するものなのです。

CTやMRIは、画像検査をします。画像検査で肝臓に異常が発見されれば、肝臓にはまず確実に病気があります。ここが、CT（あるいはMRI）とメタトロンとの決定的な違いになります。

「なぜ、そんなことができるの？　わからない」

こう思われるかもしれません。当初、私もそうでしたが、ソナーの原理を考えて理解できました。

ソナーは音波レーダーです。音波を海中に発し、音波が跳ね返ってくる形で、海中の岩礁や障害物の地形を計測します。鉄道会社などでは車体をハンマー叩き、その響きで問題があるかどうかを調べます。響きは周波数そのものです。

メタトロンはそのソナーやハンマーと同じ原理で、その手がかりが周波数――。

こう考えれば、理由がおわかりになるでしょう。

感情や臓器・器官の測定結果が、自動的に表示される

メタトロンの使い方は、そう難しくはありません。

ヘッドセット（ヘッドフォン）をつけると、測定のための周波数が全身に送られます。その周波数に対し、身体が周波数で共鳴、非共鳴の反応を示します。この共鳴、非共鳴をヘッドセットで拾います。

画面には、臓器や器官などの画像が順番に出てきます。その臓器や器官に対する測

定結果が、1～6の2段階で12種類の数値と型で自動的に順番に表示されます。測定者と被験者（患者さん）は、それを目で追っていくだけです。

この測定で、驚くことに感情がわかります。メタトロンは、心の奥底にある感情を読み取ることもできるのです。

前のほうで、「心身一如」とか「心身不二」という東洋医学の話をしました。感情（精神）と身体は一体で、分離できるものではありません。感情の問題が、症状や病気の根っこに潜んでいることはよくあります。

たとえば、ストレスです。ストレスが自律神経のバランスを崩し、さまざまな不調につながることは常識です。

喪失感、悲しみ、陰うつ、義憤、復讐心、けち、無情、愛、親切心……。

誰がおこなっても、メタトロンはこうした感情の情報が再現性を持って出てきます。

メタトロンが喪失感や悲しみ、陰うつといった感情を同時に提示する場合、それは非常に深刻な状態であることを示しています。

感情の情報がつかめることは、メタトロンの大きな特徴です。現在の問題の根っこに感情的なことがあれば、その根っこを解決する方法を考えることが可能になるからです。

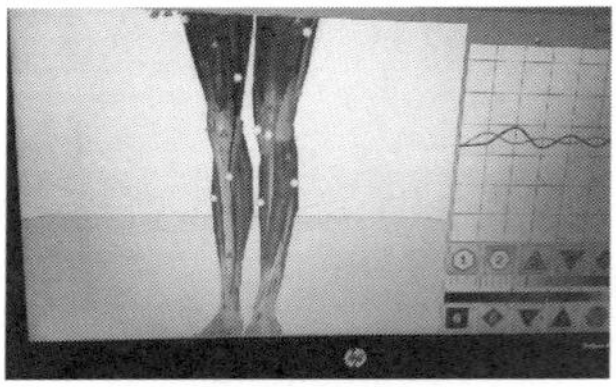

◀周波数が全身に送られる様子。
頭から足先までの画像が出てくる

▼感情の測定結果例

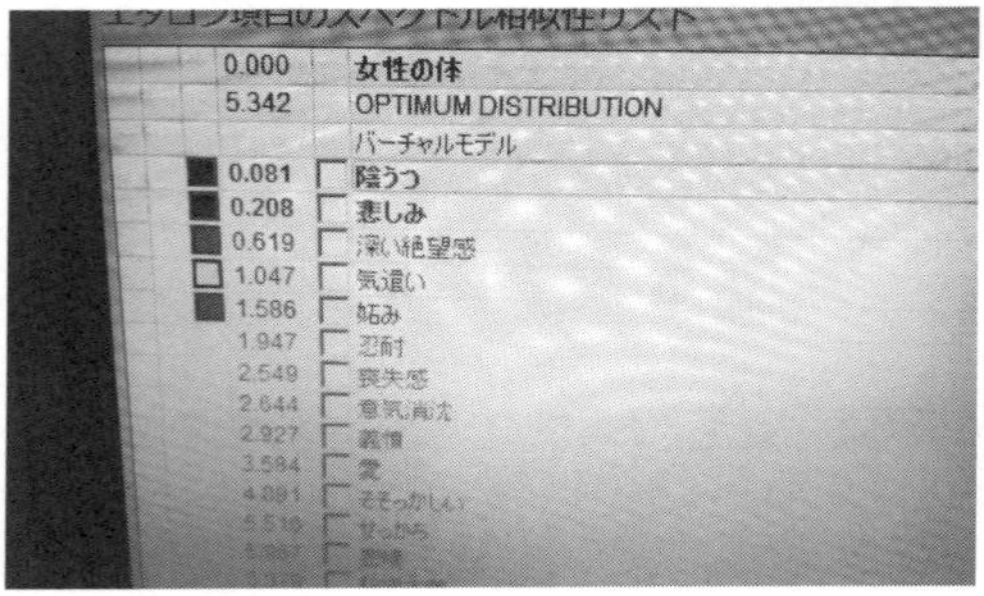
0.000 女性の体
5.342 OPTIMUM DISTRIBUTION
バーチャルモデル
0.081 陰うつ
0.208 悲しみ
0.619 深い絶望感
1.047 気遣い
1.586 妬み
1.947 忍耐
2.549 喪失感
2.644 意気消沈

そうした精神的な側面だけでなく、もっとダイレクトに、臓器や器官の元気度も自動的にわかります。ここも、メタトロンの非常にすぐれたところです。

周波数の測定・評価により、ノイズや差異がわかります。その結果、どの部位が弱っているかが表示されます。臓器の元気度が、遺伝子レベルからわかるのです。

メタトロンで周波数の乱れがわかると、調整の周波数を送ります。

その周波数に対して弱っている部位だけが反応し、周波数の乱れを調整します。調整の周波数は全身に送られますが、あくまで弱っている部位の周波数だけを修復します。

送られる周波数は理論上、最適の周波数です。しかし、これは乱れた周波数の一時的な調整で、治療とは違います。

実際には、患者さんの日々の生活習慣や食生活を見直さないと、身体は改善しません。メタトロンはあくまで改善のサポートをする機器で、一方的な治療機器ではないのです。

共鳴・非共鳴により、選ぶべき食べ物がわかる

では、治療でメタトロンは活用できないのでしょうか?

たとえば、メタトロンで胃の評価が低かったとします。次に、どうして胃のバランスが乱れているのか、その原因はどこにあるかを調べていきます。

食べ物、アレルゲン、ストレス……。いろいろな角度から数値が示されます。そのことで、根本的な原因を探る手がかりが得られるのです。

そうした手がかりが、日々の生活習慣や食生活の見直しにつながります。とくに食生活の改善で、メタトロンは非常に有効なサポートをしてくれます。

図表⑳　陰陽五行

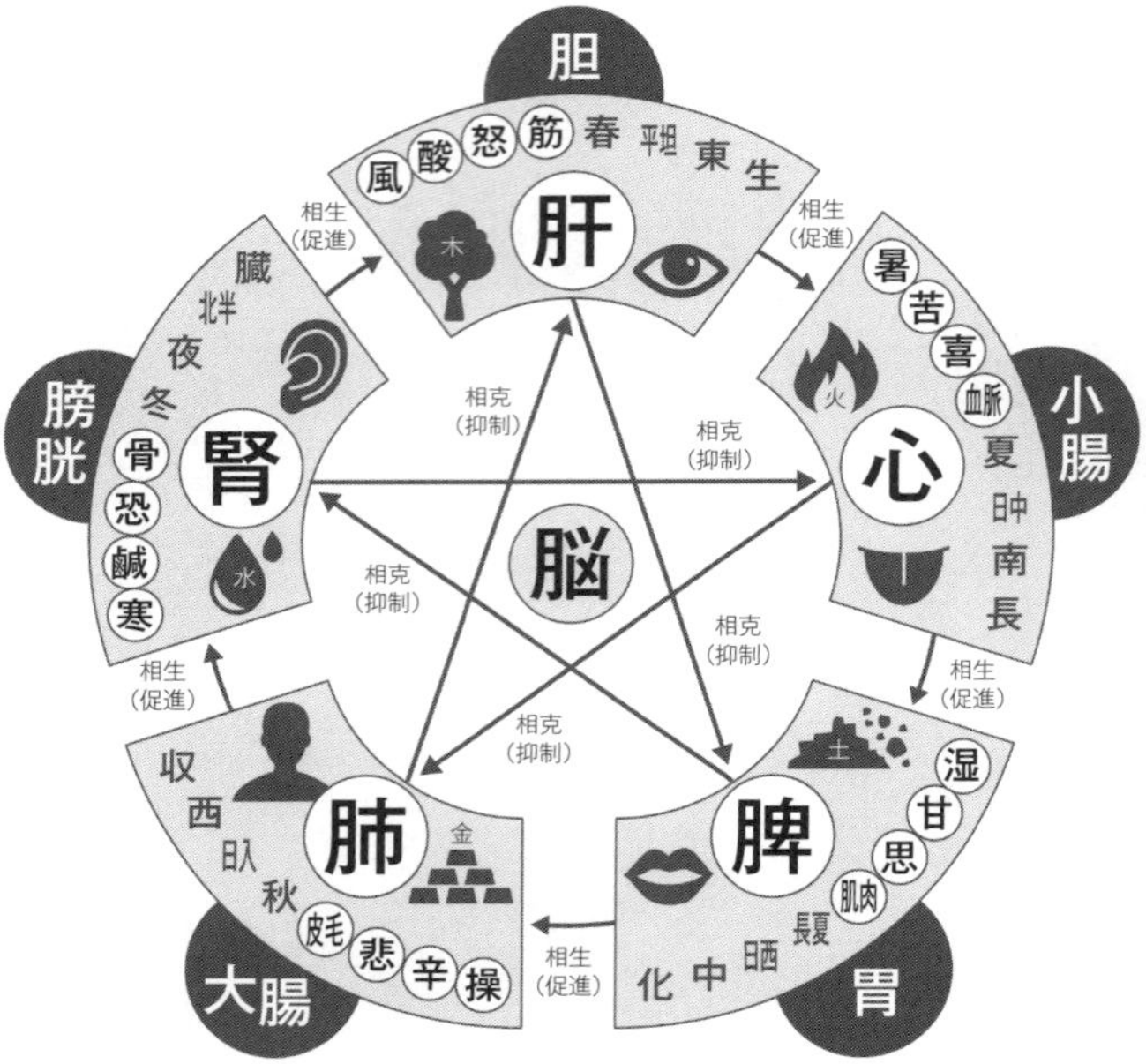

胆
風
酸
怒
筋
春
東
生
肝
木
相生
（促進）
暑
苦
喜
夏
南
長
小腸
心
火
湿
甘
思
長夏
中
化
脾
土
胃
金
肺
収
西
秋
悲
辛
操
大腸
臓
夜
冬
骨
恐
鹹
寒
膀胱
腎
水
相克
（抑制）
脳

良い方向に向かう食べ物（相性の良い食べ物）、悪い方向に向かう食べ物（相性の悪い食べ物）を示してくれる――。

メタトロンには、この機能があるのです。その機能は、「ベジタテスト（相性テスト）」という予測機能です。

肉や野菜をはじめ、食べ物・飲み物のすべてに周波数があります。メタトロンは、その食べ物・飲み物の周波数と、本人の周波数が共鳴しやすいかを測定します。共鳴しやすいものを食べ、共鳴しにくいものは避けるといった食事指導がおこなえることになります。それが、身体の改善（病気の改善）につながるわけです。

たとえば、食べ物では次のような話になります。

たんぱく質を摂ったほうが良いのか。たんぱく質は肉が良いのか、魚が良いのか。野菜や果物中心に摂ったほうが良いのか。野菜なら、緑黄色野菜を摂ったほうが良いのか。乳製品はどうなのか……。

食べ物ではこうした傾向がつかめますから、その傾向で食事を考えれば良いことになります。メタトロンの食事指導は、カロリーや栄養学ではありません。いわば「医食同源」の世界で、食べ物から身体を整えていくものです。

同時に、どのくらい良くなったり悪くなったりするのかを＋１００％〜－１００％

で自動的に予測し、表示します。こうした目安があれば、食事に気をつけようという気にもなります。

2〜3週間後にもう一度メタトロンで測定すれば、この間の身体の周波数の変化を目で見ることができます。食生活の変化で、自分の身体がどうなったかを知ることができるわけです。

実際、私はこの予測機能を使い、食生活を改善しました。自分の身体の周波数がどう変化したかも確認し、さらに食生活の改善に役立てました。

当然ですが、マイナス電子療法も同時におこないました。

メタトロンで原因と悪い部位をつかみ、マイナスイオン療法の効果を加えたのです。私のさまざまな不調は、その相乗効果で改善されたと考えています。

周波数を測定するが、東洋医学的な側面もある

自分の不調でメタトロンを活用した以後、矯正治療に、メタトロンを活用しました。

メタトロンで矯正治療前と治療中、あるいは治療後の全身の周波数を比較し、矯正治

療の効果を目で確認していただくためです。

プロローグでお話ししましたが、私は新しいマイナス電子発生器を開発しました。

現在、メタトロンを活用するとともに、そのマイナス電子発生器も活用しています。

矯正治療をスムーズに進めること、患者さんが喜ぶ〝福作用〟――。

この2つの狙いから、併用をおこなっています。

最後に、メタトロンに私が感じる東洋医学的な知恵をお話ししたいと思います。

西洋医学では、検査の数字に基づき、異常な臓器や組織を突き止めて診断をくだします。その診断に基づいて薬を処方したり、治療方法を考えたりします。そこでは数字が絶対、臓器が絶対です。

東洋医学では、「八綱弁証」という方法で診断をつけます。

表・裏・寒・熱・虚・実・陰・陽――。

これが八綱で、相対的に関係として診たてます。その診たてに基づいて「証」を立て、漢方薬などの治療選択をします。そこでは臓器は絶対ではなく、気・血・水のバランスを重視します。

漢方薬は、気・血・水のバランスを整える。その漢方薬は周波数を用いている――。

私はこう考えています。

漢方薬は、さまざまな生薬を組み合わせます（「方剤」といいます）。生薬にはその生薬独自の周波数があります。その組み合わせから、その漢方薬独自の周波数が出てきます。

生薬の組み合わせから生まれる周波数と、患者さんの周波数が合うかどうか……。

ここに、漢方薬の効果の違いが出てきます。だから、違う症状なのに同じ漢方薬を使ったり、同じ症状でも違う漢方薬を使ったりするわけです。

メタトロンは、患者さんの周波数を測定します。漢方医学は患者さんの証を立て、周波数を用いて（漢方薬）治療します。

治療であるかどうかは違いますが、周波数を用いるところは同じです。

最近、東洋医学と現代物理学（量子物理学）との共通点がしばしば指摘されます。昔の中国の人たちは、そこまで深遠な物理学・哲学の造詣を持っていたと理解することもできます。

負電荷させておいてこの量子波動器で計測し処置すると、身体の改善がますますよくなっていくのです。このコラボレーションが歯から身体の健康を作る治療に役立ちます。

おわりに……マイナス電子療法で、素晴らしい出会いと人生が始まる

最後にメタトロンの話をしましたが、本書のテーマは「マイナスイオン」と「マイナス電子療法」です。

それも、空気中のマイナスイオンではありません。身体のなかに発生させるマイナスイオンであり、その効果です。

肌荒れやシミ、便秘、頭痛、肩こり、不眠、身体の痛み……。

こうした症状は辛いものですし、何とかしたいと思うのが人情です。他人に話すと「大変ね」と表面的には理解してもらえても、実際の辛さを分かち合うことはできません。

現代はプラスイオン過多の環境で、プラスイオンがあふれています。そのプラスイオンが身体に悪影響をおよぼし、さまざまな不快な症状を招く原因になっています。

マイナスイオン治療器は、あなたの身体のマイナスイオン不足を補ってくれます。

1日わずか1~2時間おこなうだけで、いろいろな辛さは雲散霧消します。私自身も体験していますから、試してみれば、その効果に驚かされることでしょう。

大学医学部や医療機関の数多くの臨床でも、改善結果が報告されています。私自身

の体験だけでは心配な方も、そうした臨床結果を見れば安心できると思います。

本書では、小さなお子さんについて触れる機会がありませんでした。安全性が高く、お子さんでも安心しておこなえます。

最後にもう一度、あなたの健康な日々と素晴らしい人生を願って筆を擱くことにします。

２０１９年7月

歯学博士・歯科医師・鍼灸師　岸本雅吉

【参考文献】

『宇宙医学が生み出した驚異の負電荷美容　若返り物語』松本英聖 著／メソテス
『電子負荷療法の実際とメカニズム』広藤道男、高橋周七、伊藤隆太、藤巻時寛 共著／学芸社
『タカダ電子健康法』広藤道男、石田彰作、鍵谷勤 共著／細胞改善療法研究会
『マイナスイオン健康法』青木文昭、寺沢充夫 共著／ジーオー企画出版
『細胞活性がなかなか治らなかった病気を改善する！』寺沢充夫 著／ごま書房新社
『量子波動器【メタトロン】のすべて』内海聡、内藤眞禮生、吉野敏明、吉川忠久 共著／ヒカルランド
『だったら「マイナスイオン」がいい!!』師岡孝次 著／ごま書房
『マイナスイオンの健康学』山野井昇 著／サンロード
『イオン体内革命』山野井昇 著／廣済堂出版
『活性酸素の話』永田親義 著／講談社
『活性酸素を減らせば肌がこんなに若返る』佐藤 拓 著、南光弘子 監修／土屋書店

美容《びよう》と健康《けんこう》　イオンが凄《すご》い！　若返《わかがえ》る

2019年7月19日　初版第1刷

著　者 ——— 岸本雅吉《きしもとまさよし》
発行者 ——— 坂本桂一
発行所 ——— 現代書林
〒162-0053　東京都新宿区原町3-61　桂ビル
TEL／代表　03(3205)8384
振替00140-7-42905
http://www.gendaishorin.co.jp/
カバー・本文デザイン —— 矢野徳子＋島津デザイン事務所
編集協力 ——— 西山恵司、堺ひろみ

印刷・製本：広研印刷（株）
乱丁・落丁本はお取り替えいたします。

定価はカバーに
表示してあります。

ISBN978-4-7745-1646-2 C0047